# Zuckermanagement
# Abnehmen trotz Insulinresistenz

telegonos-publishing

**Zuckermanagement – Abnehmen trotz Insulinresistenz**

Copyright © 2018 Valeska Réon – publiziert von telegonos-publishing
www.telegonos.de
(Haftungsausschluss und Verlagsadresse auf der Website)

Cover: Kutscherdesign

Druck: BoD – Books on Demand, Norderstedt

Alle Rechte, insbesondere das Recht der Vervielfältigung und Verbreitung sowie Übersetzung, vorbehalten. Kein Teil des Werkes darf in irgendeiner Form (durch Fotokopie, Mikrofilm oder ein anderes Verfahren) ohne schriftliche Genehmigung des Verlages reproduziert oder unter Verwendung elektronischer Systeme verarbeitet, vervielfältigt oder verbreitet werden. Alle Ratschläge in diesem Buch sind von der Autorin sorgfältig erwogen und geprüft worden. Dennoch kann eine Garantie nicht übernommen werden und sie sind auch kein Ersatz für die Beratung durch einen Mediziner. Eine Haftung von Verlag und Autorin für Personen-, Sach- und Vermögensschäden ist daher ausgeschlossen.

ISBN: 978-3-946762-18-8

Kontakt zur Autorin über die Verlagshomepage

*Bibliografische Information der Deutschen Nationalbibliothek:*
*Die Deutsche Nationalbibliothek verzeichnet diese Publikation in der Deutschen Nationalbibliografie; detaillierte bibliografische Daten sind über http://dnb.d-nb.de abrufbar.*

# Zuckermanagement
# - Abnehmen trotz Insulinresistenz-
Valeska Réon

telegonos-publishing

Inhalt:

Teil 1: Das Krankheitsbild　　　　　　　　　　S. 11

Teil 2: Ernährung: Bunt, lecker und heilsam　　S. 23

Teil 3: Die Rezepte: Skandalös simpel　　　　　S. 61

# VORWORT

**Wie alles begann**

Es fing damit an, dass ich in den letzten fünf Jahren immer mehr zunahm. Dummerweise war dies genau zu dem Zeitpunkt, als mein erster Roman erschien und ich auf Lesungsreise ging. Anfänglich zog ich immer eines dieser tollen Spanxhöschen an und den Bauch ein, doch irgendwann half auch das nicht mehr – ganz abgesehen davon, dass meine Stimme immer höher wurde, je länger mein Bauch eingedrückt wurde.

2016 war es dann nicht mehr nur ›un peu‹, sondern viel mehr als mir lieb war – und vor allem mehr, als ich auf meine neue sitzende Tätigkeit als Lektorin hätte schieben können. Mittlerweile sah ich aus, als hätte man mich wie eine menschliche Kanonenkugel in die Klamotten reingeschossen.

Für mein Autorenportrait, das zusammen mit dem Trailer für ein neues Buch entstand, hatte ich zwar ein wunderbar faltenfreies Gesicht, aber mir passte fast gar nichts mehr, was ich im Kleiderschrank hatte.

Im Sommer 2016 hatte ich dann solch einen Bauchumfang, dass ich mehrfach angesprochen wurde: »Oh, du bist schwanger, wie schön für dich!«

Mit Mitte 50 mag man solch eine Aussage als Kompliment nehmen, für mich war es jedoch eher ein Warnschuss. So ging ich also zu meiner Hausärztin, die eine, wie sie es nannte ›Spezial-Blutuntersuchung‹ veranlasste.

»Es ist alles in Ordnung«, verkündete sie, nachdem das Ergebnis vorlag. Allerdings fügte sie noch ein kleines Sätzchen hinzu, das mich aufhorchen ließ: »Alles, was mit Hormonen zu tun hat, ist nicht mein Fachgebiet.«

Im Nachhinein bin ich erstaunt, dass sie bei einem Blick auf meinen Bauch nicht direkt die richtige Diagnose parat hatte, denn wenn dieser extrem dick ist, kann man das als Indiz für eine Insulinresistenz ansehen.

Mit ihrer ›Alles-ist-in-Ordnung-Diagnose‹ gab ich mich natürlich nicht zufrieden – und ließ mich zu einem Endokrinologen überweisen. Da wir hier in Dortmund nur einen weit und breit haben, dauerte es sechs Monate, bis ich einen Termin bekam, und zwar im Januar 2017.

Der Arzt, ein emeritierter Professor von Anfang 80, dem es anscheinend zuhause zu langweilig geworden war, entpuppte sich 1. als Gentleman alter Schule und 2. als Fachmann. Da er mich wohl irgendwie ganz besonders mochte, meinte er mit einem Blick in seinen Computer: »Ich mache jetzt hier mal überall ein Häkchen dran und wir untersuchen alles, was es gibt.«

Eine Woche später bekam ich dann ein nettes Briefchen vom Herrn Professor, in dem u.a. ›Verdacht auf Insulinresistenz‹ stand. Da ich wegen eines erhöhten Prlaktin-Wertes sowieso noch einmal in seine Praxis musste, fragte ich dann einmal ganz dezent nach, ob man diesem ›Verdacht‹ nicht einmal nachgehen sollte. »Das hat der Herr Professor nicht angeordnet«, so die Dame am Empfang.

»Aber ich«, teilte ich ihr kurz und bündig mit, völlig fassungslos darüber, dass zwar ein Diagnoseverdacht geäußert, dem aber nicht nachgegangen wurde. Obwohl ich ansonsten ein echter Sonnenschein bin, aber die Mixtur aus Dummheit, Ignoranz und fehlender Empathie macht mich so richtig böse.

So wurde dann am nächsten Morgen ein Glukosebelastungstest bei mir durchgeführt. Dabei trinkt man eine Zuckerlösung und über zwei Stunden verteilt, wird viermal Blut abgenommen. Das Ergebnis war eindeutig: Insulinresistenz.

Da zeitgleich ein gutartiger Hirntumor bei mir festgestellt wurde, ließ ich mir zuerst diesen entfernen. Danach war ich so fertig – zu allem Überfluss war genau zu diesem Zeitpunkt auch noch mein vierbeiniger Freund von mir gegangen –, dass ich sogar zwei Tage lang am Rollator ging, ein kleiner Vorgeschmack darauf, wie man sich mit 90 fühlt. Danach habe ich alles gegessen, worauf ich Lust hatte – ich wollte einfach erst einmal wieder gesund werden.

Wobei ›gesund‹ es nicht ganz traf, denn als ich das erste Mal wieder auf die Waage ging, zeigte diese 95 Kilo an. *Bald ist es dreistellig*, so mein erster Gedanke – und ich fing an, meine Insulinresistenz aktiv anzugehen.

Das Merkwürdige für mich daran war vor allem, dass ich in über 50 Jahren nie dick gewesen bin, ganz im Gegenteil. Im Kindergarten war ich so spindeldürr, dass die Ärztin meinte: »Für das Kind muss aber was getan werden!« Während meiner Zeit als Model wog ich 54 Kilo bei 1 Meter 74 – was in der heutigen Size Zero-Ära schon dick wäre, doch in den 1980-er Jahren sahen alle Models auf dem Laufsteg eher gesund als anorexisch aus. Betrachte ich alte Fotos, sehe ich darauf echt dünn aus. In den letzten Jahren hatte ich immer um die 65 Kilo gewogen – und plötzlich waren es 30 Kilo mehr. Höchste Zeit also, das Ruder rumzureißen!

Doch leider wurde ich ziemlich alleine gelassen, die Literatur zum Thema Insulinresistenz erhellte mir zwar die Hintergründe des Krankheitsbildes, nicht jedoch die praktische Umsetzung im (Küchen-)Alltag. Und so wurde dann die Idee zu diesem Büchlein geboren, eine Kombination aus Ratgeber und Kochbuch. Es sollte leicht zu lesen sein und die Gerichte in weniger als 30 Minuten Vorbereitungs- und Kochzeit auf dem Tisch stehen.

Zum Glück bin ich einer jener Menschen, die von Null auf jetzt den Reset-Knopf drücken können, und so startete ich mein Selbsthilfe-Programm.

Als Ziel hatte ich mir gesetzt, dass dieses nette Kleidchen von Victoria Beckham, welches einsam und verlassen in meinem Kleiderschrank hing, endlich wieder passen sollte. Ein sehr weiblicher, aber durchaus effektiver Anreiz.

Doch schauen wir uns zuerst einmal an, was Insulinresistenz, die wir nachfolgend der Einfachheit halber IR nennen, überhaupt bedeutet.

# TEIL 1

## Das Krankheitsbild

**Was genau ist Insulinresistenz?**

Bei dem, was wir im normalen Sprachgebrauch als ›Zuckerkrankheit‹ bezeichnen, ist Diabetes Typ 1 gemeint. Durch diesen ›Fehler im System‹ zerstört das Immunsystem die sogenannten Betazellen (auch Langerhans-Inseln genannt) in der Bauchspeicheldrüse, die normalerweise Insulin produzieren. Dadurch kann nicht genügend Glucose an die Zellen weitergeleitet werden und der Blutzuckerspiegel ist auf einem hohen Level. Da die Zellen nicht mehr ausreichend mit Energie versorgt werden können und somit nicht in der Lage sind, ihre Arbeit in ausreichendem Maß zu verrichten, ist Vorsicht geboten. Aufgrund dieses Insulinmangels muss dann Insulin gespritzt werden. Wird dieser Typ Diabetes nicht behandelt, kommt es letztendlich zu einer Übersäuerung des Blutes, wodurch sämtliche Stoffwechselvorgänge im Körper beeinträchtigt werden. Das Fatale ist, dass sich Diabetes Typ 1 zumeist erst bemerkbar macht, wenn bereits mehr als 80 Prozent der vorgenannten Inselzellen zerstört sind.

Bei der Insulinresistenz (der Einfachheit halber nennen wir sie hier IR) verlieren die Insulinrezeptoren der Zellen, insbesondere der Leber-, Muskel- und Fettzellen, allmählich ihre Fähigkeit, auf Insulin zu reagieren – sie werden insulinresistent.
Vereinfacht ausgedrückt geschieht Folgendes: Da das Insulin vom Körper nicht verwertet werden kann, fragt die Bauchspeicheldrüse: »Hey, habe ich eigentlich kein Insulin produziert? Okay, dann mache ich eben noch eine Portion.«
Dummerweise ist Insulin nun genau das Hormon, das dem Körper sagt: »Leg mal ein paar nette Fettdepots für schlechte Zeiten an.« Diese verteilen sich jedoch nicht so gleichmäßig wie auf den schönen alten Gemälden von Peter Paul Rubens, sondern vor

allem sehr unschön in der Bauchgegend. Oder, um es ganz prosaisch auszudrücken: Taille adé – lebt wohl ihr wundervollen Kreationen von Lanvin und Balenciaga!

Doch Scherz beiseite, auf lange Sicht betrachtet ist mit einer IR nicht zu spaßen, denn die Bauchspeicheldrüse arbeitet so dermaßen auf Hochtouren, dass sie letztendlich total überfordert ist und irgendwann einmal ganz ihren Dienst aufgibt. Die produzierte Insulinmenge reicht dann nicht mehr aus, um den Blutzuckerspiegel zu senken, man rutscht in einen Diabetes vom Typ 2 und wird ›insulin-pflichtig‹. Daher wird Insulinresistenz auch Prä-Diabetes genannt, weil es die Vorstufe oder, wie ich es auch gern nenne, die Warnstufe ist, wo man dringend etwas unternehmen sollte, damit die Krankheit nicht fortschreitet – was auch durchaus machbar ist, wie wir noch sehen werden. Unternimmt man nichts gegen IR, muss bei einem Fortschreiten dann als Therapie Insulin gespritzt werden – für mich das absolute Horrorszenario, das ich unbedingt vermeiden wollte.

Viele Betroffene zeigen eher unspezifische Symptome wie Müdigkeit, Schwäche, ständiges Hungergefühl, Gewichtszunahme und depressive Verstimmung. Deshalb wird IR häufig erst sehr spät festgestellt, da diese Symptome auch auf viele andere Erkrankungen zutreffen können.

Ein augenscheinliches Zeichen für eine IR ist das Betrachten des Bauchumfanges. Je ausgeprägter dieser ist, umso höher ist die Wahrscheinlichkeit einer Insulinresistenz.

**Bauchfett**

In verschiedenen Studien konnte nachgewiesen werden, dass die vom Bauchfett ausgesandten Botenstoffe die Insulin-Rezeptoren der Körperzellen unempfindlicher (sprich resistent) machen. Sind die Rezeptoren der Zellen nun unempfindlich gegenüber Insulin geworden, kann die Glucose nicht in die Zellen gelangen. Halten die auslösenden Faktoren für die IR, wie beispielsweise die Ausschüttung der oben genannten Botenstoffe aus dem Bauchfett an. So entsteht ein Teufelskreis aus IR, erhöhtem Blutzucker und vermehrter Insulin-Ausschüttung. Oder um es ganz einfach auszudrücken, es ist wie eine Art Ping Pong-Situation: Ist man insulinresistent, legt man an Gewicht zu, und ist man erst einmal übergewichtig, verschlimmert sich das Krankheitsbild.

**Ab wann ist der Bauch zu dick?**

Eine aktuelle Blutanalyse kann eindeutige Informationen zu den relevanten Werten liefern (Blutzucker, Blutfette, Cholesterin, Entzündungsmarker usw.). Sie können jedoch vorab auch schon einmal selbst Ihr persönliches Risiko anhand des Bauchumfangs einschätzen. Dazu gibt es einige komplizierte Formeln, viel einfacher ist indes der Maßbandtest.
Legen Sie dazu das Maßband in Höhe des Bauchnabels an und messen Sie Ihren Bauchumfang. Bei Frauen ist ab einem Wert von 80 Zentimetern, bei Männern ab 94 Zentimetern Vorsicht geboten.

Sollten Sie als Frau mehr als 88 Zentimeter oder als Mann mehr als 102 Zentimeter messen, dann gibt es keinerlei Zweifel mehr: Das Risiko für eine IR ist stark erhöht oder die Krankheit sogar schon weit fortgeschritten.
Das Schlimme dabei ist: Die Fettdepots im Bauchbereich setzen ihrerseits Entzündungsstoffe frei, die eine Insulinresistenz fördern, welche sich in Kombination mit der falschen Ernährung und Bewegungsmangel weiter verschlimmern kann.

**Die Ursachen**

Es gibt mehrere auslösende Faktoren für eine Insulinresistenz, nicht alle davon hängen mit dem Gewicht zusammen. Einige davon können wir kontrollieren, andere indes (noch) nicht. Vererbung und Alter spielen dabei eine Rolle, aber auch einige Medikamente wie z.b. Steroide können die Insulin-Mechanismen aus dem Gleichgewicht bringen. Ernährung, Alkoholkonsum, Rauchen, mangelnde Bewegung und Stress spielen dabei eine Schlüsselrolle. Zu Letzterem ist nun dem Max-Planck-Institut für Psychiatrie ein Durchbruch gelungen.[1] Es konnte nachgewiesen werden, dass Diabetes durch das Stressprotein FKBP51 im Muskelgewebe begünstigt wird. Hierdurch eröffnen sich völlig neue Behandlungsansätze bei der Behandlung von Typ-2-Diabetes. Dass dieses Protein in Zusammenhang mit depressiven Erkrankungen steht, wussten die Forscher schon länger.»FKBP51 beeinflusst im Muskelgewebe eine Signalkaskade, die bei zu großer Kalorienzufuhr zur Entstehung von Glukoseintoleranz führt, also dem Kernsymptom von Typ-2-Diabetes«, resümiert Projektleiter Mathias Schmidt. Eine ungesunde Ernährung bedeutet Stress für den Körper, in der Folge wird vermehrt FKBP51 im Muskel gebildet und führt dazu, dass Glucose vermindert aufgenommen wird – Diabetes und Fettleibigkeit können entstehen.
Die Idee hinter einem neuartigen Therapieansatz ist es nun, FKBP51 zu blockieren, damit es gar nicht erst zu Glukoseintoleranz und in der Folge zu Diabetes kommt, im Idealfall selbst dann nicht, wenn weiterhin ein Überangebot an Kalorien zugeführt wird. Nun die gute Nachricht: FKBP51 kann durch Moleküle, die am Max-Planck-Institut entwickelt wurden, gehemmt werden. Zusammen mit Wissenschaftlern der TU Darmstadt sollen diese Substanzen nun weiterentwickelt und in klinischen Tests erforscht werden. Ich bin wirklich sehr gespannt

und setze große Hoffnungen in diesen neuen Behandlungsansatz. Schauen wir uns nun einmal die anderen Ursachen an, gegen die wir bereits jetzt ganz gezielt ankämpfen können.

## Fehlende Bewegung

Asche auf mein Haupt: ich hasse Sport. Während viele meiner Freundinnen beim Joggen um den Dortmunder PHOENIX See den absoluten Glücksflash erleben, finde ich es einfach nur doof. Das war schon immer so und ich dachte im Stillen stets bei mir: *Irgendwas stimmt nicht mit dir!* Bis ich dann vor einiger Zeit einen Artikel darüber las, dass es Menschen gibt, denen das entsprechende Gen fehlt, um dieses Hochgefühl mitzunehmen. Wenn ich damit auch entschuldigt war: bei Insulinresistenz gibt es kein Vertun und man muss sich mehr bewegen. Unsere überwiegend sitzende Lebensweise und der damit verbundene Bewegungsmangel stellt einen großen Risikofaktor für die Entwicklung einer IR dar. Regelmäßige Bewegung erhöht jedoch die Insulinempfindlichkeit der Zellen. Schauen wir uns einmal an, warum dies so ist.

Bei jeder Bewegung verbraucht unser Körper Energie, die er zuvor vor allem über Glucose aufgenommen hat, welche beim Abbau von Kohlenhydraten entsteht. Im Detail passiert dabei Folgendes: Zu Beginn des Laufes um den PHOENIX See, um beim Beispiel zu bleiben, verbrauchen die Muskeln zunächst die in den Muskelzellen vorhandene Glucose. Ist diese aufgebraucht, muss sie nachgeliefert, also aus dem Blutkreislauf in die Muskeln transportiert werden. Je mehr Runden um den See wir laufen, desto mehr Glucose nehmen die Muskelzellen auf, in der Folge sinkt entsprechend die Glucosekonzentration im Blut. Das körpereigene Hormon Insulin beschleunigt diese ›Nachlieferung‹, bei Insulinresistenz ist dieser Transport jedoch gestört. Dieser Prozess kann zumindest teilweise durch vermehrte körperliche Aktivität ausgeglichen werden.

Für mich selber habe ich entschieden, meine Hunderunden mit Max und Brandy auszuweiten. So gehen wir jetzt morgens ein bis zwei Stunden im Wald spazieren, immer wieder mal angereichert mit kurzen Jogging-Einlagen. Abends gibt es Seilspringen und Gewichtheben, verbunden mit einigen Yoga- und Stretchingübungen sowie Trampolinspringen. Der Lohn: Direkt in den ersten drei Wochen waren zwei Kilo weg, daher bleibe ich hier am Ball.

**Schlafmangel**

Sicherlich haben Sie schon gehört, dass Schlafmangel dick macht. Warum dies so ist, habe ich allerdings jetzt erst verstanden, denn schon eine einzige Nacht ohne Schlaf kann ähnliche Folgen haben wie sechs Monate lang ungesundes Essen: Beides bringt den Insulin-Haushalt ähnlich stark aus dem Gleichgewicht, wie eine Studie an Hunden zeigt. Darum ist im Kampf gegen Diabetes und Übergewicht eine ungestörte Nachtruhe ebenso wichtig wie eine ausgewogene Ernährung.
»Frühere Forschungsergebnisse haben bereits gezeigt, dass sowohl Schlafmangel als auch eine fettreiche Ernährung die Empfindlichkeit für Insulin senken«, so Josiane Broussard vom Cedars-Sinai Medical Center in Los Angeles.[2] Die Zusammenhänge zwischen diesen Faktoren sind bislang jedoch wenig erforscht gewesen und es blieb unklar, welcher von ihnen die schlimmeren Konsequenzen hat.
Neueste Studienergebnisse zeigen nun, wie wichtig ausreichender Schlaf für einen stabilen Blutzuckerspiegel und damit für ein

niedrigeres IR-Risiko und die Vermeidung von Fettleibigkeit ist.
Die Ergebnisse sind natürlich auch auf uns Menschen übertragbar.
Je schlechter IR-Patienten schlafen, desto schwieriger wird es, den Blutzuckerspiegel dauerhaft konstant zu halten – so das Ergebnis einer Studie des Schlaflabors an der University of Chicago.[3] Die Wissenschaftler beobachteten 161 unter IR leidende Frauen, dabei mussten die Probandinnen Auskunft über ihr Schlafbedürfnis, ihre Schlafdauer und ihre Schlafqualität geben. Danach wurde ihnen Blut abgenommen und der HbA1c-Wert analysiert (dieser gibt an, wie hoch oder niedrig der Blutzuckerwert in den letzten drei Monaten war).
Schon ein relativ geringer Schlafmangel von drei Stunden pro Woche führte dazu, dass sich der Blutzuckerwert erhöhte. Diabetiker sollten deshalb auf regelmäßigen und ausreichenden Schlaf achten. Für mich selber gesprochen sind dies mindestens 8 Stunden pro Nacht – als Baby soll ich nach Aussage meiner Mutter rund um die Uhr geschlafen haben und sie musste mich zum Stillen sogar wecken.

Befolgen Sie folgende Tipps, um Ihre Schlafqualität zu verbessern:

Sorgen Sie für feste Schlafzeiten und versuchen Sie, eine gewisse Schlafroutine einzuhalten.
Lüften Sie! Das Schlafzimmer sollte nicht mehr als 18 °C warm sein.
Vermeiden Sie alles, was Ihren Schlaf stören könnte: Lärm, helles Licht, insbesondere Fernseher und Computer sind Schlaf-Räuber.
Reduzieren Sie auch tagsüber den Stress. Managen Sie Ihren Zeitplan und schonen Sie wann immer möglich Ihre Ressourcen.
Praktizieren Sie Meditation und Tiefenentspannungsübungen, um den Stresslevel nach unten zu schrauben.
Schnarchende Männer: raus. Auch wenn es hart klingt, aber dies ist

die einzige Methode, um Ruhe ins Schlafzimmer zu bekommen.

Und wo wir gerade beim Thema guter Schlaf sind: In der Nacht bildet unser Körper sein ganz eigenes Wundermittel: das Wachstumshormon. Es handelt sich um einen Botenstoff, der in der Hirnanhangdrüse gebildet und stoßweise – vor allem nachts – in den Blutstrom abgegeben wird. Wachstumshormon wird auch Somatotropin oder HGH (vom englischen *Human Growth Hormone*) genannt. Vitamine und Hormone helfen, unser jugendliches Aussehen zu erhalten, aber nichts verjüngt so dermaßen und vor allem auf einen Schlag wie HGH. Durch die Ausschüttung von HGH teilen sich die Zellen bis zu achtmal schneller als am Tag, das Stresshormon Cortisol wird ausgebremst und die Haut intensiv durchblutet, sodass sie elastischer wird und an Volumen zunimmt. Der Fettanteil des Körpers wird reduziert und die schlanke Muskelmasse erhöht, man sieht sichtbar jünger aus, zumeist schon nach wenigen Wochen.

Zum Schluss noch die ›latest news‹: Schlafforscher der Berliner Charité fanden heraus, dass blaues Licht die Produktion von Melatonin, dem ›Schlafhormon‹, drosselt. Wem sein Schlaf heilig ist, sollte abends also besser nicht vor LED-beleuchteten Computern, Smartphones oder iPads hocken. Und es ist auch besser, sich vom guten, altmodischen Wecker wachklingeln zu lassen, als die ganze Nacht das Smartphone auf dem Nachttisch liegen zu haben.

**Insulinresistenz: eine Epidemie**

Wer nun denkt, Insulinresistenz sei ›etwas ganz Seltenes‹, den muss ich enttäuschen. Einer Studie des Robert Koch-Instituts[4] zufolge ist die Häufigkeit von Diabetes in Deutschland in den letzten vierzehn Jahren von 5,2 auf 7,2 Prozent gestiegen, was ich ganz enorm finde. Doch auch die Schätzungen der US-Gesundheitsbehörde CDC sind schockierend: im Jahr 2050 werden bis zu 30 Prozent der Amerikaner an Diabetes leiden, eine absolute Hammerquote!

In China sieht es ebenfalls düster aus: dort hat sich die Zahl der erwachsenen Diabetiker innerhalb der letzten 30 Jahre verzehnfacht (!!!). Die Volksrepublik zählt heute 22 Millionen Menschen mit Diabetes – das sind so viele wie die gesamte australische Bevölkerung. Anders ausgedrückt heißt das: Fast jeder dritte Diabetiker weltweit lebt in China. Während ihr Anteil an der erwachsenen Bevölkerung 1980 unter einem Prozent gelegen hat, ist er laut einer Studie auf 11,6 Prozent angestiegen. Zum Vergleich: In Deutschland gibt es 9,3 Prozent Diabetiker.

Die massive Zunahme der Diabetes-Erkrankungen in China ist auf die rasante wirtschaftliche Entwicklung zurückzuführen, verbunden mit westlichem Fast Food.

Was viele unterschätzen, und neue Studien zeigen es deutlich: Diabetiker haben nicht nur mit ihrer Krankheit zu kämpfen, sondern ein fast doppelt so hohes Risiko an Krebs (vor allem Bauchspeicheldrüsenkrebs) zu erkranken wie die restliche Bevölkerung. Mit IR gehen häufig auch noch andere Krankheiten einher wie Hashimoto (eine chronische Entzündung der Schilddrüse), PCOS (Polyzystisches Ovarialsyndrom) und Fettleber. Da dies zu weit führen würde, gehe ich darauf hier und jetzt nicht näher ein, bitte Sie aber, eventuelle Symptome durch Ihren Arzt abchecken zu lassen.

**Ist Insulinresistenz heilbar?**

Nun wird es interessant – aber auch sehr erstaunlich. Meine Hausärztin wollte mir im Januar, also direkt nach der Diagnose durch den Endokrinologen, Metformin verschreiben, von einer Ernährungsberatung hatte sie wahrscheinlich noch nie etwas gehört. Das Rezept habe ich jedoch gar nicht erst eingelöst in der Apotheke, sondern mich auf die Suche begeben, das Problem anders anzugehen.

Über dem großen Teich sieht es ganz anders aus: Die amerikanische National Diabetes Information Clearinghouse, kurz NDIC genannt, vertritt die Meinung, dass man den Verlauf einer Insulinresistenz verlangsamen und unter Umständen sogar vollständig umkehren kann.[5]

Was Ihnen in Deutschland jedoch kaum ein Arzt verraten wird: Die Ernährung spielt hierbei eine übergeordnete Rolle. Große Mengen zuckerhaltiger Nahrungsmittel und Getränke sowie stark verarbeitete und somit nährstoffarme Nahrungsmittel tragen zu dieser Form des Diabetes bei.

Da es aufgrund einer derartigen Ernährungsweise ständig zu einem sehr starken Anstieg des Blutzuckerspiegels kommt, muss die Bauchspeicheldrüse entsprechend viel Insulin zur Verfügung stellen. Ist der Körper über viele Jahre hinweg diesen hohen Insulinbelastungen ausgesetzt, führt dies unweigerlich zu einer IR.

Ferner wissen wir heute, dass Übergewicht mit chronischen Entzündungen einhergeht. Zur Entstehung dieser Entzündungsprozesse liegen verschiedene Theorien vor, doch auch hier steht die Ernährung wieder im Mittelpunkt. Der regelmäßige Verzehr von isolierten Kohlenhydraten wie raffinierter Zucker und Weißmehl können Entzündungen im Körper hervorrufen, zur Gewichtszunahme führen und eine Insulinresistenz erzeugen, die das Abnehmen wiederum behindert. Ein Kreislauf beginnt ...

... den wir aber nun unterbrechen wollen. Und dafür werfen wir einen Blick auf die Nahrungsmittel, die uns guttun und uns von jetzt an begleiten und schmecken sollen.

# TEIL 2

## Ernährung: Bunt, lecker und heilsam

## Das perfekte Essen

Kurz nach meiner Hochzeit im Jahr 1993 – genaugenommen war es bereits am Abend desselben Tages – wusste ich, dass dieser Mann nicht gesund für mich war. »Ich tausche dich am besten gegen jemanden aus, der mir besser bekommt!«, so mein damaliger Hilferuf. Diejenigen, die mich kennen, wissen, dass ich es nie bei leeren Drohungen belasse.

Diese Begebenheit fiel mir nun wieder ein, als ich darüber nachdachte, welche Ernährung wohl am besten ist, um meine Insulinresistenz in den Griff zu bekommen – Stichwort *austauschen*.

Um es ganz einfach auszudrücken: Lassen Sie die einfachen, ›bösen‹ Kohlenhydrate weg und tauschen sie gegen komplexe Kohlenhydrate wie Vollkornprodukte, Obst (in Maßen, da einige Sorten viel fruchteigenen Zucker enthalten) und Gemüse aus. Diese garantieren Ihnen nicht nur einen langsameren und gleichmäßigeren Anstieg des Blutzuckerspiegels, sondern enthalten zudem auch noch viele Nähr- und Ballaststoffe.

Das Schöne an dieser Form der Ernährung ist, dass man nie Hunger hat, weil man regelmäßig isst und damit den Blutzuckerspiegel auf einem ausgeglichenen Niveau hält. Wie oft am Tag man isst, bleibt jedem selber überlassen. Ich habe herausgefunden, dass dreimal am Tag zu essen mir am besten bekommt, also Frühstück, Mittag- und Abendessen, jedoch nichts zwischendurch. Wer möchte, kann auch fünf, dann natürlich jedoch kleinere Mahlzeiten zu sich nehmen.

Ganz wichtig dabei ist jedoch die richtige Kombination der einzelnen ›Module‹. Als Anhaltspunkt für eine perfekte Mahlzeit können wir uns merken:

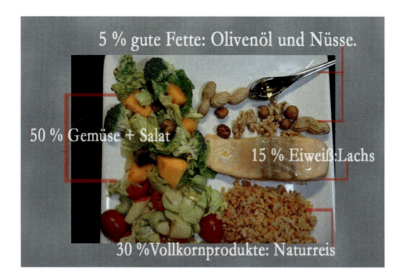

Nun mal ehrlich, aber sieht solch ein bunter Teller nicht um Längen besser aus als ein langweiliger Sonntagsbraten mit Klößen? Seit Juli 2017 kommen bei mir nur noch solch perfekt-lecker zusammengestellte Gerichte auf den Tisch, die besten davon stelle ich Ihnen in Teil 3 dieses Büchleins vor.

Um es noch einmal ganz deutlich zu sagen: Es handelt sich dabei nicht um eine Low Carb-Diät. Jeder, der schon einmal die Atkins-Diät gemacht hat weiß, wie schnell man dabei abnimmt. Die Sache hat jedoch zwei große Nachteile: Zum einen ist der Körper total übersäuert (man merkt es am stechend-scharf riechenden Urin) und man hat wenig später wieder Hunger. Bei den hier vorgestellten Gerichten wird dies beides vermieden, denn der hohe Anteil an basischem Gemüse verhindert eine Übersäuerung des Körpers. Und die Kohlenhydrate werden zwar reduziert, in Form von Vollkorn sind sie jedoch fester Bestandteil jeder Mahlzeit, so dass Heißhungerattacken ausgeschlossen sind, da der Körper sie langsamer verstoffwechselt als zum Beispiel Weißmehlprodukte – sozusagen ›Slow Carb‹ statt ›Low Carb‹.

In diesem Buch geht es also um gesunde Gerichte, bei denen man nicht hungern muss, unser Körper alle notwendigen Nährstoffe erhält und die auch noch fantastisch schmecken.

Zum Thema ›Insulinresistenz und Ballaststoffe‹ finden Sie am Ende des Buches ein Interview mit Professor Dr. Andreas Pfeiffer, Direktor der Abteilung Endokrinologie, Diabetes und Ernährungsmedizin an der Charité-Universitätsmedizin in Berlin und Leiter der Abteilung *Klinische Ernährung* des Deutschen Instituts für Ernährungsforschung in Potsdam-Rehbrücke.[6]

**Ist diese Form der Ernährung für jeden geeignet?**

Auf diese Frage gibt es ein ganz klares Ja!
Als meine Freundinnen sahen, dass ich meine frühere Figur recht schnell wiederbekam und auch sonst zur Hochform auflief, wurden sie neugierig, ob sie diese Art der Ernährung wohl auch für sich nutzen könnten. Nachdem ich sie zum ›Testessen‹ zu mir eingeladen hatte, waren sich alle einig: lecker – satt – Amen! Und ein ausgeglichener Blutzuckerspiegel ist ja nun für jeden gut, bewahrt vor Heißhungerattacken und Süßsucht.

**Mogelpackungen**

Da wir von nun an durch perfekt zusammengestelltes und leckeres Essen gesund und fit werden wollen, sollten wir Fertigprodukte links liegen lassen. Bei uns in Deutschland ist den unmöglichsten Dingen Zucker beigemischt, auch dort, wo man es gar nicht vermutet. Selbst in Wurst und Aufschnitt kann durchaus Zucker drin sein, und die angeblich ach so gesunden Vollkornbrötchen beim Bäcker werden mit Zuckercouleur dunkel eingefärbt, der Hauptanteil ist normales Weißmehl, worüber dann ein paar vereinzelte Körner obendrauf hinwegtäuschen sollen.

Wenn ich hier in Dortmund durch die Fußgängerzone gehe, sehe ich kaum noch jemanden, der nicht übergewichtig ist. Der Grund: Unsere westliche Durchschnittsernährung ist geprägt von industriell verarbeiteten Nahrungsmitteln, die große Mengen von Zucker, Weißmehl und andere für uns ungünstige Zutaten enthalten. Damit beginnt der Teufelskreislauf: Man hat eine Insulinresistenz, weil man dick ist, und je dicker man wird, desto ausgeprägter wird das Krankheitsbild.

Der erste Schritt, um diesen Kreislauf zu unterbrechen und zur Vermeidung entzündlicher Prozesse im Körper, die weitere chronische Entzündungskrankheiten nach sich ziehen können, muss deshalb der Verzicht auf isolierte Kohlenhydrate sein, insbesondere auf Industriezucker.

**Industriezucker: Die böse Null-Nummer**

Machen Sie sich doch einmal den Spaß und suchen im Supermarkt ein Produkt ohne Zucker. In ganz Deutschland gibt es zum Beispiel keine einzige Mayonnaise ohne Zucker (ich bringe mir diese immer aus Dänemark mit oder mache sie selber, das Rezept dazu finden Sie in Teil 3 dieses Buches). Und selbst in den Produkten jener bekannten Gewichts-Beobachtungs-Gruppe findet man tatsächlich Zucker, worüber ich mehr als staune. An dieser Stelle wollte ich eigentlich die Frage in den Raum werfen, ob die Lebensmittelindustrie uns absichtlich süchtig machen will, hierzu soll sich aber jeder selber ein Bild machen. Wenn ich jedoch mitbekomme, wie ein renommierter Ernährungswissenschaftler in der Talkrunde eines öffentlich-rechtlichen Senders zur besten

Sendezeit allen Ernstes behauptet »Es gibt keinen wissenschaftlichen Beweis dafür, dass Zucker krank, dick oder süchtig macht«, kann ich da nur entgegnen: Kopf – Tisch!

Vor Kurzem hatte ich mich bei meiner Freundin Hertha eingeladen, um mir zeigen zu lassen, wie man Gewürzgurken selber einlegt. Ihr Rezept: auf 2 Liter Wasser und 1 Liter Essig kam sage und schreibe ½ Kilo Zucker! Als ich Hertha dann fragte, warum in ein pikantes Gericht denn so dermaßen viel Zucker muss, bekam ich zur Antwort: »Das hat meine Großmutter auch schon so gemacht.« Es endete damit, dass ich mir meine Portion Gewürzgurken ohne Zucker eingelegt habe – und wie ich nun weiß, schmeckt das mindestens genauso gut, wenn nicht sogar noch besser.

Industriezucker hat null Wert für uns, ist jedoch allgegenwärtig. Schon mit der Muttermilch entwickeln wir die Vorliebe für den süßen Geschmack, der uns dann auch im Laufe des Lebens in einen wohligen Zustand versetzt und uns insbesondere in Stress-Situationen zu Süßem greifen lässt.

Im Gegensatz zu natürlichem Zucker handelt es sich bei Industriezucker jedoch um einen Antinährstoff, der unserem Körper keinen Nutzen bringt, sondern ihn als Vitalstoffräuber und Entzündungsauslöser vielmehr schwächt. Klinischen Untersuchungen zufolge reicht bereits ein Teelöffel Zucker täglich aus, um chronische Entzündungen zu entwickeln. Und wie wir ja schon wissen, begünstigt im Teufelskreis von Zuckerkonsum und Insulinresistenz die übermäßige Hormonausschüttung zugleich die Einlagerung von Körperfett. Als Folgen von Übergewicht und Insulinresistenz können sich neben zellschädigenden Entzündungen im weiteren Verlauf zum Beispiel Bluthochdruck und Krebs einstellen. Auch der Zusammenhang zwischen

Darmflora und Gewichtsproblemen ist mittlerweile kein Geheimnis mehr, denn Zucker füttert den gefürchteten Hefepilz im Darm, der ein allumfassendes Unheil anrichten kann.

Als i-Tüpfelchen ist am 01. Oktober 2017 in Deutschland eine neue Zuckermarktordnung[7] in Kraft getreten, bei der ich mir nur an den Kopf fassen kann. Die Verbraucherorganisation Foodwatch befürchtet, dass der Industrie damit Tor und Tür geöffnet werden, noch mehr zuckerreiche Lebensmittel auf den Markt zu werfen. Und nun kommt auch noch ein äußerst wettbewerbsfähiger Zucker aus den USA zu uns: *High Fructose Corn Sirup*, auch bekannt als Isoglucose. Marktanalysen kommen zu dem Schluss, dass der Gesamtverbrauch von Zucker inklusive Isoglucose steigen wird. Uneinig sind sich Experten nur darüber, ob dieser Maissirup im Vergleich zu Saccharose noch gesundheitsschädlicher sein könnte, wovon ich, ganz unter uns gesagt, stark ausgehe. Da wir ja nun schon gesehen haben, dass Insulinresistenz epidemisch auf dem Vormarsch ist, möchte ich mir die Folgen dieser Neuregelung gar nicht erst ausmalen – und hege wieder einmal den Wunsch, Gesundheitsministerin zu werden.

**Milch und IR: Die Beweise verdichten sich**

»Die Milch macht's!« – gerade meiner Generation wurde von klein an mit diesem dummen, aber sehr einprägsamen Werbeslogan eingebläut, dass Milchprodukte angeblich gesund sind. »Milchprodukte enthalten Calcium, und das ist gut für die Knochen«, so die landläufige Meinung. Die Schlussfolgerung, dass man, lässt man Milchprodukte weg, später an Osteoporose leiden wird, ist jedoch leider falsch kombiniert. Ganz im Gegenteil: Kuhmilch übersäuert unseren Körper, und um diese Säuren zu

neutralisieren, nimmt er das Calcium aus den Knochen. Während manche Wissenschaftler noch immer ungläubig staunen, wenn von einem Zusammenhang zwischen Diabetes und Milchprodukten die Rede ist: die Beweise verdichten sich.
Zwei kürzlich erschienene Studien aus Skandinavien[8] (hier wird hinsichtlich der Aufarbeitung dieses Themas ohnehin Pionierarbeit geleistet) zeigen eine Richtung auf, wie Milch bei der Entstehung von IR involviert sein könnte.
Das Ergebnis ist zunächst einmal simpel, aber auch hochinteressant: Trinkmilch und Käse, aber besonders Molke erhöhen die Insulinausschüttung nach einer entsprechenden Mahlzeit gegenüber Fleisch, Fisch, Gluten und weißem Weizenbrot beträchtlich. Milch, Käse und Molke locken das Insulin der Bauchspeicheldrüse also stärker als Kohlenhydratmahlzeiten wie zum Beispiel Brot.
Und nach Versuchen mit reiner Laktose, dem Kohlenhydrat der Milch, ist auch klar, dass Letzteres für die hohe Insulinausschüttung nicht verantwortlich ist. Als Erklärung bleiben nur die Milchproteine, denn dass diese besonders insulinotrop (ich liebe dieses Wort!) wirken, ist an der offensichtlich andersartigen Wirkung von Fleisch-, Fisch- und Glutenproteinen zu erkennen.
Inwiefern steht dies mit der IR in Verbindung? Durch den im Verhältnis zu früheren Zeiten sehr hohen Milch- und Käsekonsum, ergänzt durch technologische Veränderungen und anderen Schnick-Schnack, bei denen Molkenproteine in der Lebensmittelindustrie in großem Maße eingesetzt werden, werden die Insulinregulierungsmechanismen des Körpers häufiger und stärker beansprucht als früher. Auf längere Sicht können Milchprodukte also zur Entstehung respektive Verschlimmerung einer IR beitragen.

Was soll man denn statt Milchprodukten essen, um genügend

Kalzium zu bekommen? Die Antwort mag erstaunen, aber bereits eine kleine Portion Broccoli (eine Teetasse voll) liefert 180 Milligramm Kalzium, also 18 Prozent der empfohlenen Tagesdosis eines Erwachsenen. Die gleiche Menge Brie liefert zum Beispiel nur 50 mg. Doch es gibt noch andere Kalziumquellen, die zudem dann auch extrem gesund sind: Rucola mit 125 mg, Spinat 240 mg, Okra 100 mg, Sojabohnen 261 mg, Sardinen 325 mg und gekochter Rhabarber sogar 348 mg.

Seit ich auf Milchprodukte verzichte, konnte ich nur positive Resultate verzeichnen. Ich habe mehrere Kilo abgenommen, mein unterschwelliger Husten verschwand (der Spruch »Milch schleimt« kommt nicht von ungefähr) und mein Blutzuckerspiegel ist ausgeglichener.

Es bleibt jedem selber überlassen, ob man auf Milchprodukte verzichtet, aber einen Versuch sollte es Ihnen wert sein. Allerdings habe ich festgestellt, dass ich Schafskäse und in Maßen Parmesankäse vertrage und mein Blutzuckerspiegel konstant bleibt, daher findet sich beides in den Rezepten in Teil 3 an einigen Stellen wieder.

## Darmsanierung

Durch den Bestseller ›Darm mit Charme‹ ist unsere Verdauung in den Fokus der Öffentlichkeit gerückt. Gott sei Dank, möchte ich sagen, denn als ich 1985 in einem Buch der von mir hochverehrten Christine Kaufmann darüber las, war es noch ein Randthema. Heute wissen wir, dass eine gestörte Darmflora für viele Krankheiten verantwortlich ist, in einem Dokufilm auf Arte ging es vor Kurzem darum, dass sogar Autismus auf eine gestörte Darmflora zurückzuführen ist. Wenn wir uns also mit gesunder Ernährung beschäftigen, ist eine gesunde Darmflora unabdingbar. Sollten Sie Darmprobleme oder auch das Gefühl haben, dass die

Nährstoffe trotz bester Ernährung nicht da ankommen, wo sie hingehören – Stichwort Haarausfall, brüchige Nägel etc. –, sollten Sie eine Supplementierung mit Darmbakterien durchführen.

Ein weitverbreitetes Leiden, besonders unter Frauen, ist der Reizdarm. Hier kann ein täglicher Shake aus Flohsamenschalenpulver und Bentonit Abhilfe bringen. Flohsamenschalen enthalten einen hohen Anteil an einem heilsamen und regenerierenden Schleim. Gleichzeitig verfügen sie über eine große Wasseraufnahmekapazität, weshalb sie überschüssige Flüssigkeiten aus dem Darm aufnehmen können und so die Stuhlkonsistenz regulieren bzw. im Falle des Durchfalles verfestigen. Bei Natrium-Bentonit handelt es sich um eine Mineralerde aus Vulkanasche, es wirkt wie ein Schwamm und absorbiert Schadstoffe. So unterstützt es die Bildung einer gesunden Stuhlkonsistenz und nimmt darüber hinaus sämtliche Giftstoffe, Gase sowie schädliche Bakterien auf, sodass diese mit dem Stuhl ausgeschieden werden können.

Der Shake aus Flohsamenschalenpulver und Bentonit wird folgendermaßen hergestellt: Geben Sie einen Teelöffel Bentonit und vier Teelöffel Flohsamen mit 300 ml Wasser in einen Schüttelbecher und mixen die Mischung gut durch. Lassen Sie die Flohsamen kurz quellen, dann erst trinken. Als einwöchige Kur zweimal im Jahr angewendet kann ich es nur empfehlen.

**Die Zauberformel lautet Glyx**

Der Glykämische Index (GI)[9] gibt in Zahlen die blutzuckersteigernde Wirkung eines Lebensmittels an. Die Wirkung von Traubenzucker dient dabei als Bezugswert, der mit

100 angegeben wird. Es funktioniert so: Von einer Testperson wird so viel Traubenzucker respektive so viel des zu testenden Lebensmittels gegessen, dass jeweils 50 Gramm Kohlenhydrate in der verzehrten Portion enthalten sind.
Hier einige Lebensmittel und ihr GI:

Pommes Frites: 90
Gekochte Karotten: 85
Naturreis: 50
Vollkornbrot: 40
Rohe Karotten: 30
Auberginen: 15

Es wird folgende Einteilung verwendet:
Hoch ist ein GI größer als 70
Mittel sind GI-Werte zwischen 50 und 70
Niedrig ist ein GI kleiner als 50.

Mahlzeiten mit einem hohen Glykämischen Index begünstigen die Entwicklung einer IR. Essen wir eine Mahlzeit mit hohem GI, steigt zunächst der Blutzuckerspiegel, was eine erhöhte Insulinausschüttung bewirkt und langfristig zur Schädigung der insulinbildenden Beta-Zellen und somit zur IR führt. Studien aus Amerika[10] fanden einen deutlichen Zusammenhang zwischen der Entstehung von IR und dem GI der Kost. Für Typ 1 und Typ 2 Diabetiker ist der Nutzen einer Kost mit niedrigem GI ganz deutlich: Nach einer Senkung des GI der Kost um durchschnittlich 20 Prozent verbesserte sich der Blutzuckerspiegel um etwa 10 Prozent.
Neuerdings bezieht man auch die sogenannte Glykämische Last (GL) in die Betrachtungen mit ein. Die Glykämische Last (GL) ist eine Weiterentwicklung des Glykämischen Index. Der

Grundgedanke ist, dass neben der Art der aufgenommenen Kohlenhydrate auch die Menge einen Einfluss auf den Blutzuckeranstieg besitzt. Beim Konzept des Glykämischen Index wurden die ermittelten Werte lediglich unter Betrachtung einer konstanten Menge an Kohlenhydraten erhoben. Die verzehrte Menge des Lebensmittels wurde dabei außer Acht gelassen. Obst und Gemüse besitzen beispielsweise aber pro 100 g wesentlich weniger Kohlenhydrate als Brot. So werden einige Lebensmittel nach dem Glykämischen Index schlecht bewertet, obwohl sie aufgrund eines niedrigen Kohlenhydratgehaltes eigentlich einen flacheren Anstieg der Blutzuckerkurve bewirkten. Das Prinzip der Glykämischen Last versucht nun dieses Problem zu lösen. Nehmen wir hier einmal folgendes Beispiel: Der Vergleich von Melone mit Weißbrot nach GL und GI. Der Glykämische Index bewertet beide Lebensmittel ungefähr gleich. Melonen besitzen jedoch pro 100 g weniger Kohlenhydrate als Weißbrot. Demnach fällt der Blutzuckeranstieg nach dem Verzehr von Wassermelone auch geringer aus.

In dieser Hinsicht ist das Konzept der Glykämischen Last in der Praxis für die Bewertung der Wirkung von Lebensmitteln besser geeignet als der Glykämische Index.

Die genauen Angaben Ihrer Lieblings-Lebensmittel googeln Sie am besten auf Ihren GI resp. GL hin.

**BFF – die besten Freunde in unserer Küche**

Als ich damit anfing, meine Ernährung umzustellen, merkte ich recht schnell, dass es nicht nur um die Frage ging »Was darf ich überhaupt noch essen?«. Vielmehr fand ich leckere Sachen, die zudem auch noch sehr heilsam bei Insulinresistenz sind. Und so lautete die Frage eher: Auf welche Kombi habe ich heute Appetit? Nachfolgend liste ich einmal all die Lebensmittel auf, die zu den besten Freunden in unserer Küche werden sollten. Und keine Bange, ich komme Ihnen jetzt nicht mit Lebertran oder diesen schauderhaften Säften aus Gerstengras!

**Kokosöl**

Das gesunde Fett im Kokosöl (wir sprechen hier von nativem, kaltgepresstem Kokosöl) spielt eine wesentliche Rolle bei der Regulation des Blutzuckerspiegels. Es verlangsamt den Verdauungsprozess, gewährleistet eine bessere Nährstoffaufnahme und senkt den glykämischen Index der Nahrung. Fügen wir also zu einer kohlenhydratreichen Mahlzeit Kokosöl hinzu – also zum Beispiel eine Scheibe getoastetes Dinkelbrot mit Kokosöl und Tomatenscheiben, so wird die Glucose langsamer abgebaut. Das sorgt auch nach einer Mahlzeit für einen stabilen Blutzuckerspiegel.

Ein weiterer Vorteil des Kokosöls ist die Schonung der Bauchspeicheldrüse und der Enzymsysteme des Körpers. Das Kokosöl verbessert die Insulinempfindlichkeit und den Glucosetoleranzwert. Durch die Integration in die tägliche Ernährung kann der Stoffwechsel erhöht und die Funktionalität vom Insulin gesteigert werden.

Das Bauchfett (auch viscerales Fett genannt) ist ungesund und gefährlich, da es eine Art ›Eigenleben‹ führt. Im Inneren des Körpers liegt es um die Organe und von außen vergrößert es den Taillenumfang – was mich wieder einmal an das nette Kleidchen von Frau Beckham denken lässt! Doch viel schlimmer ist, dass die Organe durch das Fett verdrängt werden, in ihrer Beweglichkeit und in ihrer Funktion eingeschränkt, und das erhöht die Entstehung von Entzündungen, Infektionen, Diabetes und Herzerkrankungen. Die mittelkettigen Fettsäuren des Kokosöls helfen den Stoffwechsel zu erhöhen, das Sättigungsgefühl zu steigern und fördern den Entgiftungsprozess der Leber, wobei auch Giftstoffe aus dem Bauchfett abgebaut werden. Kokosöl eignet sich zum Backen und Braten (selbst bei hohen Temperaturen, daher wird es uns noch einige Male im Rezeptteil beggenen) und kann somit ganz einfach in unsere Ernährung integriert werden, um auf langfristige Sicht den Bauchumfang extrem zu reduzieren.

**Guarkernmehl**

Die Guarbohne, die erst in den 1960er Jahren entdeckt wurde, ist eine tolle Sache, denn sie enthält lösliche Ballaststoffe mit einer besonders hohen Quellfähigkeit, was bei IR mehrere Vorteile hat. Guarkernmehl löst sich in kaltem und warmem Wasser und führt schnell und langanhaltend zur Sättigung.
Sein Wasserbindungsvermögen ist etwa acht- bis zehnmal höher als das von Weizenkleie. Wie die herkömmlichen Ballaststoffe ist es schwer- bis unverdaulich, aber im Gegensatz zu diesen kalt- und warmwasserlöslich und bildet eine gelartige Lösung. Guarkernmehl entfaltet seine Quellfähigkeit im Darm, macht den Darminhalt breiig und voluminös und fördert so den Stuhlgang auf natürliche Weise.
Doch die in Sachen IR entscheidende Eigenschaft des Guarkernmehls ist sein Verhalten gegenüber Zucker, denn die gelartige Masse überzieht die Darmwand und alle einzelnen Bestandteile des Speisebreis mit einem hauchzarten Film. So wird der Übergang von Zucker aus dem Speisebrei durch die

Darmwand ins Blut verlangsamt. Etwa so, als ob die Mahlzeiten in kleinen Häppchen über den Tag verteilt gegessen würden. Glucose fließt somit langsam, aber stetig ins Blut, der Glykämische Index des Speisebreis wird gesenkt.

Guarkernmehl können wir perfekt nutzen für alle Gerichte, die eine cremige Konsistenz bekommen sollen wie zum Beispiel mein Lieblings-Blaubeereis oder für leckere Salate mit der coolsten Mayonnaise ever.
Zwischen dem Verzehr von Guarkernmehl und der Einnahme von Medikamenten bzw. Nahrungsergänzungen sollte mindestens ein Zeitraum von 30 Minuten liegen, da es die Aufnahme von Substanzen im Körper verhindern kann.

**Apfelessig**

Ein Salat als Vorspeise, angemacht mit einer köstlichen Vinaigrette, ist nicht nur total lecker, sondern bei IR geradezu eine Kur. Denn bereits zwei Esslöffel Essig vor den Mahlzeiten können den Blutzuckerspiegel senken, wie Forscher der Universitäten von Arizona in Mesa (USA) und Lund (Schweden)[11] nachweisen konnten. Bei 40 Probanden mit IR, die zwei Esslöffel Essig vor ihrer Mahlzeit zu sich nahmen, lag der Blutzuckerwert um 20 Prozent niedriger als bei denen, die keinen Essig zu sich genommen hatten.
Die Wissenschaftler gehen davon aus, dass der Essig im Darm Enzyme hemmt, die Kohlenhydrate in Zucker umwandeln. Werden diese Enzyme in ihrer Wirkung beeinträchtigt, entsteht bei der Verdauung weniger Zucker und der Blutzuckerspiegel steigt langsamer an.
Meine Freundin Anne ist ganz mutig und trinkt morgens auf

nüchternen Magen ein Glas verdünnten Apfelessig, ob man das möchte, muss jeder selber entscheiden.

## Haferfasern

Zugegeben, ein kulinarisches Highlight sind sie nicht, aber die ProFi-Met-Studie (Protein, fibre, and metabolic syndrome) von Professor Andreas Pfeiffer und C. Honig, eine Langzeitstudie[12], 2011 im *American Journal of Clinical Nutrition* veröffentlicht, hat eindrucksvoll unterstrichen: Die Haferfasergruppe war eindeutig Spitzenreiter hinsichtlich der Verbesserung der Insulinsensitivität. Haferfasern sind ein kleiner Zusatz, jedoch mit großer Wirkung. Im Gespräch mit Herrn Professor Pfeiffer haben wir dann gemeinsam überlegt, in welchen Gerichten man Haferfasern integrieren kann. Und da ich ja nichts so sehr liebe wie Selbstversuche, habe ich mir die Zauberfasern bestellt und damit experimentiert. So kann man sie zum Beispiel ganz einfach beim Brot- oder Keksebacken ›hineinschmuggeln‹ sowie in kleinen Mengen dem Frühstücks-Smoothie oder Pfannkuchenteig beimischen.

## Chia Samen

Weicht man Chia Samen ein, entsteht eine glibberartige Masse, die man perfekt für Desserts nutzen kann. Das Tolle dabei: Es sorgt für einen konstanten Blutzuckerspiegel, Heißhungerattacken werden reduziert. Chia Samen sind reich an Ballaststoffen und haben einen hohen Proteingehalt. Sie verlangsamen den Verdauungsprozess und das Sättigungsgefühl hält länger an. Chia Samen verlangsamen die Umwandlung von Kohlenhydraten in

Einfachzucker durch Verdauungsenzyme entscheidend. Diese Wirkung erklärt sich durch ihren extrem niedrigen Glykämischen Index. Doch auch der Insulinspiegel wird positiv beeinflusst: Zum einen senken sie diesen im Blut, zum anderen sorgen sie für eine Verringerung der Insulinresistenz. Da sie neben all diesen positiven Eigenschaften auch noch bei der Gewichtsreduktion helfen, gibt es im Rezeptteil einen fruchtigen Chia-Pudding.

**Zimt**

Schon als Kind habe ich Zimt heiß und innig geliebt, und das ist bis heute so geblieben, wahrscheinlich weil es mich immer an Weihnachtsgebäck erinnert. Es senkt den Blutzuckerspiegel, doch achten Sie bitte darauf, nur den chinesischen Zimt zu verwenden. Anders als der hierzulande weit verbreitete Ceylon-Zimt (Cinnamomum zeylanicum) hat nur der Chinazimt (Cinnamomum cassia) diese positive Eigenschaft.
Eine Studie des Pharmakologen Prof. Dr. Eugen Verspohl der Universität Münster[12] zeigt, dass der chinesische Zimt eine fast gleiche Wirkung hat wie das künstliche Antidiabetikum Glibenclamid. Diese Zimt-Extrakte sind zwar offiziell noch nicht als Antidiabetikum zugelassen, ihre blutzuckersenkende Wirkung sollte jedoch von Diabetikern trotzdem genutzt werden. Das Tolle daran ist, dass bereits ein halber Teelöffel Zimt pro Tag den Nüchtern-Blutzuckerspiegel deutlich verringern und die Insulinempfindlichkeit erhöhen kann. Zimt fördert auch den Glucosestoffwechsel und hilft den Cholesterinspiegel zu senken.
In Gebäck sorgt es für die eingangs erwähnte weihnachtliche Note, bei Geflügelgerichten verwendet verleiht es ein orientalisches Flair.

**Pistazien**

Ich liebe diese köstlichen kleinen Dinger. In Studien[13] wurde zudem die Wirkung regelmäßigen Verzehrs von Pistazien auf eine IR hin untersucht. 49 prädiabetische Teilnehmer wurden zufällig einer Kontroll- oder einer Pistazien-Diät zugeordnet. Nach vier Monaten wurden die Gruppen getauscht und noch einmal vier Monate beobachtet. Vorher und nachher wurden Parameter wie Körpermaße, Blutdruck, Ernährungsgewohnheiten und die körperliche Aktivität verglichen. Am Ende der Beobachtungszeit gab es keine statistisch signifikanten Veränderungen beim Körpergewicht, allerdings gingen Nüchtern-Blutzucker und Insulin-Resistenz-Marker unter der Pistazien-Diät im Vergleich zur Kontrolldiät deutlich zurück. Ich benutze sie gern als Dekoration, aber auch in Falafel oder Bratlingen kann man sie prima einsetzen.

**Erdnussbutter**

Wer mehrmals in der Woche Erdnussbutter isst, hat ein geringeres Risiko für die Entwicklung eines Typ-2-Diabetes als diejenigen, die sie nur selten oder gar nicht essen. Zu diesem Ergebnis kamen amerikanische Wissenschaftler nach der Auswertung der Daten von 83.818 Frauen, die an der *Nurses' Health Studie*[14] teilgenommen hatten.

Die in der Fachzeitschrift *›Journal of the American Medical Association‹*[15] veröffentlichte Studie führt den Effekt der Erdnussbutter auf den darin enthaltenen Gehalt an einfach und mehrfach ungesättigten Fettsäuren zurück. Diese verbessern die IR und haben einen positiven Effekt auf die Blutfettwerte. Daneben hat sie einen hohen Magnesiumanteil, was ebenfalls dazu beiträgt, den Insulinhaushalt zu stabilisieren.

Da es eine wahre Kalorienbombe ist, sollte sie sparsam verwendet werden, aber einigen Gerichten gibt sie einfach den ›letzten Kick‹. Mit Zimt vermischt ist es ein total leckerer Brotaufstrich.

**Olivenöl**

Olivenöl ist reich an Antioxidantien und einfach ungesättigten Fettsäuren, es schützt somit die Blutgefäße, wirkt entzündungshemmend und beugt Schäden durch freie Radikale vor.
Der regelmäßige Verzehr von Olivenöl verringert die Insulinresistenz, hält den Blutzuckerspiegel stabil, wirkt vorbeugend gegen Herzerkrankungen und unterstützt die Gewichtsabnahme.

**Blaubeeren**

Blau- oder Heidelbeeren sind reich an Antioxidantien, die antioxidative Ellagsäure und die Anthocyane verlangsamen die Verdauungsgeschwindigkeit von stärkehaltigen Lebensmitteln und helfen damit den Blutzuckeranstieg zu kontrollieren – alles perfekt bei IR
Blaubeeren sind eine gute Alternative zu Süßigkeiten und der perfekte Snack bei Heißhungerattacken, in meinem Lieblingseis werden sie uns hier noch einmal begegnen.

**Süßkartoffeln**

Süßkartoffeln haben die erfreulich geringe GL von 11 und

enthalten bis auf B12 und D alle Vitamine. Was sie jedoch für IR-Patienten so attraktiv macht, ist ein Stoff namens Caiapo. Seine Entdeckung ist interessant: In Kagawa, einer Region in Japan, werden besonders viele Süßkartoffeln gegessen. Die örtliche Bevölkerung scheint Krankheiten wie Blutarmut, Bluthochdruck und Diabetes nicht zu kennen. Das erweckte die Neugier einiger Forscher, und die daraufhin durchgeführten Versuche zeigten, dass bei Personen, die an IR litten, eine Senkung ihres Nüchternblutzuckerspiegels eintrat. Außerdem sanken die Cholesterinwerte und das Blutbild verbesserte sich. Ihre rosarote bis gelborange oder sogar violette Färbung verdankt sie bestimmten sekundären Pflanzenstoffen wie etwa den Carotinoiden und Anthocyanen. Anthocyane sind hochwirksame Antioxidantien, die freie Radikale abwehren.

Ob pikant als Pommes oder als süße Sünde in Form von Waffeln, Süßkartoffeln schmecken lecker und ich liebe sie heiß und innig.


**Kaltwasserfische**

Kaltwasserfische wie Lachs, Sardinen, Hering, Heilbutt, Makrele und Thunfisch sind sehr reich an den Omega 3-Fettsäuren DHA und EPA (Eicosapentaensäure) und enthalten wertvolles Protein. Dieses benötigt unser Körper zur Regeneration von Zellen. Besonders interessant ist EPA, denn es wirkt im Körper stark entzündungshemmend, ferner verlangsamt es die Ansammlung von Plaques in den Blutgefäßen und hilft dadurch den Blutfluss zu verbessern.

Bei regelmäßigem Verzehr reduziert Fisch die schädlichen Folgen einer IR. Wenn meine Freundinnen und ich im Sommer eine Grillparty veranstalten, gehört Lachs als Nummer 1 mit aufs Rost.

**Kürbis**

Bereits im Jahr 2007 zeigte eine Studie der East China Normal University[16], dass Kürbisse zur Erneuerung von geschädigten Bauchspeicheldrüsenzellen anregen. Die Wissenschaftler kamen zu dem Schluss, dass Kürbis sowohl Vorstufen von Typ-2-Diabetes als auch einem diagnostizierten Diabetes entgegenwirkt. Ähnliche Ergebnisse erzielte eine japanische Studie aus dem Jahr 2009. Ein Forschungsteam der Iwate Universität bestätigte die positive Wirkung von Kürbis bei IR. Nicht zuletzt liefert der Kürbis nützliche Enzyme zur Entlastung der Bauchspeicheldrüse bei einer niedrigen glykämischen Last von gerade einmal 4. Neben seinen vielen gesundheitlichen Vorteilen bringt Kürbis auch aufgrund seiner knallorangenen Farbe Leben in jedes Gericht, kleingeraspelt unter Teig gerührt gibt er Kuchen und Keksen eine locker-flockige Konsistenz und Kürbis-Gnocchi sind einfach ein Erlebnis.
Alle vorgenannten Lebensmittel finden Sie im Rezepteteil wieder.

**Maulbeerblättertee**

Ein Besuch bei Lilo, eine meiner beiden Verlegerinnen aus Wien, bescherte mir einen ganz besonderen Genuss. Sie lud mich ins Teehaus Haas & Haas ein, wo mich die Auswahl auf der Teekarte fast umhaute: An die 50 Teesorten, von denen ich zum Teil noch nie im Leben gehört hatte. Doch eine davon ließ mich aufhorchen: Maulbeerblättertee, der, so die Beschreibung ›... den Insulinspiegel senkt und somit vorbeugend bei Insulinresistenz wirkt.‹
Der Kellner servierte ihn mir mit den Worten »Meine Gnädigste«, was mich zwar zusammenzucken ließ, da man dies bei uns in Deutschland nie zu hören bekommt (leider), der Tee indes war köstlich, so dass ich mir direkt mehrere Packungen mit nachhause

nahm, um ihn dort zu testen.

Doch was macht Maulbeerblätter so besonders? Sie enthalten viel Kalzium und Eisen sowie die Spurenelemente Zink, Kupfer, Bor, Mangan, Fluor und Phospor.

Doch der in Sachen IR so spektakuläre Inhaltsstoff ist ein Alkaloid namens 1-Deoxynojirimycin (kurz DNJ genannt), der eine nachgewiesene Wirkung bei Diabetes mellitus hat, und – was ich besonders erstaunlich finde – in keiner anderen Pflanze der Welt vorkommt. Ferner enthalten Maulbeerblätter auch Glutaminsaure, die im Körper in Gamma-Amino-Buttersäure (GABA) umgewandelt wird. Diabetiker haben einen erhöhten Glucagonspiegel, der die Aufgabe hat, den Blutzucker zu erhöhen und somit als Gegenspieler zum Insulin zu funktionieren. GABA hemmt das Glucagon und als Folge davon auch den Blutzucker. Maulbeerblätter können also wegen DNJ und GABA als natürliches Mittel gegen Diabetes eingesetzt werden. In einer Vergleichsstudie mit dem Diabetes-Medikament Glibenclamid konnten 3 Gramm Maulbeerblätter pro Tag den Blutzucker stärker senken als das Medikament.[17]

Da er neben seiner phänomenalen Wirkung auch noch superlecker schmeckt, besteht mein four o'clock tea nun immer aus einer Tasse Maulbeerblättertee, im Sommer auch gerne als Eistee serviert. Leider raunt mir dabei niemand »Meine Gnädigste« zu, aber ich arbeite daran.

**Darf's a bisserl süß sein?**

Dass man bei IR auf Zucker verzichten sollte, wissen wir ja nun. Aber wie sieht es mit den ›gesunden‹ Alternativen wie Stevia & Co.

aus? Hier teilen sich die Geister, einige sagen, dass bereits der süße Geschmack auf der Zunge das Insulin steigen ließe. Obwohl ich ja sonst wirklich knüppelhart bin, aber so ganz ohne Süße wollte ich dann doch nicht durchs Leben gehen und benutze nach wie vor Stevia. Für mich selber gesprochen habe ich keinen Unterschied auf der Waage bemerkt, und auch Heißhungerattacken blieben aus. Dies sollten Sie einfach für sich selber ausprobieren.

In Japan steht Stevia seit über dreißig Jahren auf dem Tisch, in den USA ist es nach jahrzehntelangen Forschungen auch erhältlich. Nur bei uns in Deutschland hat es wieder einmal länger gedauert, woran maßgeblich natürlich die Zuckerindustrie beteiligt war, die es bis vor einiger Zeit geschafft hatte, die Zulassung zu verhindern. Im Internet wurde es, quasi unter der Hand, unter so abenteuerlichen Bezeichnungen wie ›*Badezusatz*‹ verkauft, doch seit 2011 ist dieses tolle Süßungsmittel nun endlich auch bei uns offiziell erhältlich. Die ursprüngliche Heimat dieser kleinen, etwas unscheinbaren Pflanze, Stevia rebaudiana, ist Südamerika, wo sie seit Jahrhunderten fester Bestandteil in der indianischen Medizin ist. Die Stevia-Forschung fand seitdem größtenteils in den süd- und mittelamerikanischen Ländern, aber auch in Japan statt, was den dort bereits erfolgten Durchbruch erklärt. In Japan süßt die Firma Coca-Cola seit Jahren ihre Diät-Getränke mit Stevia. 2013 kam der Konzern dann mit der angeblich ach so gesunden *Coca-Cola Life* um die Ecke. Das neue grüne Logo sollte den Verbrauchern wohl suggerieren, dass es gesünder als sein Vorgänger sei, im Fachjargon auch ›Greenwashing‹ genannt. Bei der Markteinführung in Deutschland im Frühjahr 2015 enthielt sie jedoch lediglich 37 % weniger Zucker als normale Coca-Cola. Und nun wird es interessant: die zum damaligen Zeitpunkt von der EU-Kommission festgelegten Höchstmengen besagten, dass lediglich ein Drittel der Süße durch Stevia ersetzt werden durfte. Seit 2016 wird Coca-Cola Life in Deutschland mit einem um 50 %

reduzierten Zuckergehalt vertrieben, aber da die Verbraucher kritischer geworden sind, konnten die Absatzerwartungen nicht erfüllt werden, da sich viele gedacht haben: Entweder Stevia oder Zucker, aber beides zusammen ist Unsinn. In Großbritannien sind die Verkaufszahlen für 2016 sogar um mehr als die Hälfte im Vergleich zum Vorjahr gefallen. Bravo! Warum also gibt es kein Getränk, das nur mit Stevia gesüßt wird? Ganz zu schweigen von Schokolade, wo man es ganz toll einsetzten könnte, ich habe jedoch noch keine gefunden, der nicht noch irgendein anderer künstlicher Süßstoff zugesetzt war.

Als getrocknetes Blatt enthält Stevia zahlreiche wertvolle Inhaltsstoffe wie Flavonoide, Vitamin C, Chlorophyll und Spurenelemente, die gerade im Mundraum antibakterielle Eigenschaften haben. Stevia hemmt nachweislich die Entstehung von Zahnbelägen und hilft bei der Verhütung von Karies. Es hat eine Süßkraft, die dreißigmal stärker als Zucker ist. Extrahiert man aus den Blättern ein feines weißes Pulver, wird eine bis zu vierhundertfache Süßkraft erreicht. Daher ist es sehr sparsam in der Anwendung. Ausführliche Studien aus Japan, den USA und Brasilien belegen, dass Stevia keinerlei gesundheitliche Nachteile und Nebenwirkungen hat.

Für Kalorienbewusste und Diabetiker, aber auch für diejenigen, die an Hefepilz leiden und keinen Zucker essen dürfen, ist Stevia ein wahrer Segen. Am ehesten vergleichbar ist die Wirkung mit der von natürlichem Fruchtzucker, der im Obst enthalten ist und langsam ins Blut übergeht, ohne dass der Blutzuckerspiegel beeinträchtigt wird. Man kann Stevia bei der Zubereitung von Cremes, Puddings und Desserts verwenden. Es ist bis 200 °C hitzebeständig, zum Backen ist es daher unterhalb dieser Temperaturen geeignet. Achten Sie beim Kauf von Stevia bitte darauf, dass keine anderen Zusatzstoffe enthalten sind.

Yacon Sirup wird in Südamerika aus einer Wurzelknolle gewonnen, geschmacklich liegt er zwischen Birne und Honigmelone. Der Sirup hat einen niedrigen glykämischen Index und wirkt sich daher nur schwach auf den Blutzuckerspiegel aus. Yacon Sirup hat außerdem viele B-Vitamine sowie Kalium, Phosphor, Magnesium und Eisen. Ähnlich wie Topinambur enthält Yacon außerdem viel Fructo-Ogliosaccharide, die die Darmflora verbessern. Leider gehört Yacon Sirup, wie auch Stevia noch vor einigen Jahren, zu den sogenannten ›Novel Foods‹ und darf deshalb bisher offiziell nicht als Nahrungsmittel vertrieben werden. Darunter versteht man Lebensmittel, die vor dem 15. November 1997 in der EU nicht in nennenswertem Umfang zum menschlichen Verzehr gehörten.
Mir persönlich ist die Süße von Yacon nicht ausreichend, man benötigt sehr viel davon, um einen einigermaßen süßen Geschmack an Desserts zu bekommen.

Kokosblütenzucker ist der neue Star unter den niedrig-glykämischen Süßungsmitteln. Außerdem ist er reich an Zink, Schwefel, Kupfer, Kalium, Magnesium und Eisen. Er hat einen etwas karamelligen Nachgeschmack, den ich für Desserts jedoch sehr angenehm finde, und auch bei Hauptgerichten, in die man sonst normalen Haushaltszucker karamellisieren lässt, um einen besonderen Geschmacks-Kick zu bekommen, hat er seinen großen Auftritt.

**Nahrungsergänzungen**

Auch wenn Nahrungsergänzungen ein wenig aus der Mode gekommen sind, ich bin ein großer Fan davon. Meine Freundinnen kennen es schon: wenn wir irgendwo essen gehen, packe ich ein paar nette Pillchen aus, die ich zur Mahlzeit nehme. Nachdem ich die Diagnose IR bekommen hatte, wollte ich natürlich wissen, ob es irgendetwas gibt, das die Symptome, neben einer gesunden Ernährung, noch mehr lindern kann. Was ich dabei alles entdeckt habe, ließ mich staunen. Ich stelle hier eine Auswahl an Wirkstoffen vor, die sie natürlich nicht alle nehmen müssen. Testen Sie einfach in Ruhe aus, was Ihnen am besten bekommt und was Ihren Blutzuckerspiegel konstant hält.

**Inositol**

Wie ich bereits berichtete, wollte meine Hausärztin mir nach der IR-Diagnose direkt Metformin verschreiben. Ich bin sehr froh, es nicht genommen zu haben, denn die Nebenwirkungen reichen von Übelkeit bis zu Magenschmerzen. Inositol ist eine jener Substanzen, die wie wahre Wundermittel anmuten, da sie ein großes Wirkungsspektrum aufweisen. Es kommt natürlicherweise auch im menschlichen Körper vor und dient dort als Botenstoff bei der Signalübertragung an der Zelle und beeinflusst auch die Insulinwirksamkeit – wodurch es bei Insulinresistenz zu einem wichtigen Verbündeten wird.
Diversen Studien zufolge ist Inositol ebenso wirksam wie Metformin, dies jedoch völlig frei von den häufig auftretenden Nebenwirkungen wie Übelkeit, Erbrechen, Durchfall und Bauchschmerzen.
Insulin benötigt Inositol, um seine Wirkung in den Zielzellen voll entfalten zu können. Besonders in der Form als Myo-Inositol unterstützt es besonders effektiv die Wirkung von Insulin auf den Zuckerstoffwechsel.
Inositol hat jedoch auch noch eine ganze Reihe von anderen erfreulichen Wirkungen: es hilft Fettleber und PCOS

(Polyzystisches Ovarial-Syndrom) zu therapieren, vermindert durch seine anti-androgene Wirkung Haarausfall und kann grauen Haaren unter Umständen sogar wieder ihre ursprüngliche Farbe zurückgeben. Noch besser wirkt Inositol im Verbund mit Cholin oder, noch besser, dem kompletten Vitamin-B-Komplex.

**Resveratrol**

Für die Recherchen zu einem Science-Fiction-Thriller, dessen Hauptdarstellerin eine Unsterbliche namens Elizabeth ist, stolperte ich über verschiedene Methoden, den Alterungsprozess aufzuhalten. Zurzeit ist man dem Umstand auf der Spur, dass er teilweise sogar wieder rückgängig gemacht werden kann. Im Mittelpunkt dieser Forschungen stehen die sogenannten Telomere, die die Enden unserer Chromosomen wie die Schutzkappen von Schnürsenkeln ummanteln. Bei jeder Zellteilung werden diese ein Stückchen kürzer, bis sie dann eines Tages ganz verschwunden sind. Dieses Schrumpfen der Telomere ist mit dem Alterungsprozess gleichzusetzen. Eine wichtige Substanz, um diesen Prozess zu verzögern, ist das Resveratrol. Natürlich vorkommend finden wir Resveratrol in Traubenschalen (vor allem rote Trauben), Kakao, Erdnüssen (vor allem in dem dünnen Häutchen drumherum), japanischem Staudenknöterich (Polygonum Cuspidatum) und Blaubeeren. Die Hoffnung aller Weinliebhaber, diesen verjüngenden Effekt durch den regelmäßigen Genuss von Rotwein zu erzielen, ist leider Utopie: man müsste sich schon bis zur Besinnungslosigkeit trinken, um hier eine Wirkung zu haben.

Zum Glück gibt es hierfür die entsprechenden Nahrungsergänzungen, und bei meinen Recherchen war ich hocherfreut, dass Resveratrol auch gegen IR hilft. Denn zahlreiche Untersuchungen in krankheitsspezifischen Tiermodellen zeigen, dass Resveratrol sich positiv auf die Entwicklung von chronischen Erkrankungen wie IR, Übergewicht, koronare Herzkrankheit, metabolisches Syndrom und einer Gruppe neurodegenerativer Erkrankungen auswirkt. Resveratrol erhöht die Insulinempfindlichkeit und die Glucosetoleranz wird verbessert. Zudem verhindert Resveratrol die Entwicklung einer Fettleber.

Kürzlich konnten die ersten präklinischen Daten beim Menschen bestätigt werden. Den Studiendaten zufolge verbessert Resveratrol bei übergewichtigen Erwachsenen mit IR oder gestörter Glucosetoleranz die Insulinempfindlichkeit. Eine tägliche Einnahme von 250 mg Resveratrol wird bei IR als ideal angesehen

**MSM**

Als mein Hund vom Tierarzt MSM für seine Gelenke verschrieben bekam, ahnte ich noch nicht, welches Wundermittel wir hier an die Hand bekamen. Nicht nur, dass seine Beschwerden sich besserten, er haarte nicht mehr und sein ehemals struppiges Fell wurde plötzlich seidenweich. Da ich ja nichts so sehr liebe wie Selbstversuche, habe ich es auch einmal probiert. Und siehe da: Bei mir hatte es die gleiche positive Wirkung. Wie erfreut war ich, als mir MSM bei den Recherchen zu diesem Buch wieder über den Weg lief.

Doch was genau steckt hinter MSM? Es ist die Abkürzung für Methylsulfonylmethan, eine organische Form des Schwefels und ist gerade bei IR eine große Hilfe. Insulin ist dafür zuständig, den aufgenommenen Zucker in die Zellen zu transportieren, wo er in Energie umgewandelt wird. Ist zu wenig Insulin vorhanden oder wird der Transport behindert, landet der Zucker nicht in den

Zellen, sondern bleibt im Blut. Die Folgen sind zum einen ein Schlappheitsgefühl und zum anderen ein erhöhter Blutzuckerspiegel. MSM wirkt hierbei auf zweierlei Weise:

- Es regt die Insulinproduktion an, wodurch genug Insulin zum Abtransport bereitsteht.
- Es verbessert die Durchlässigkeit der Zellmembran, wodurch der Zucker besser in die Zellen gelangen kann.

Am besten besorgen Sie sich MSM in Kapselform, da es als Pulver doch recht bitter schmeckt. Achten Sie darauf, dass auch Vitamin C enthalten ist, da die beiden Stoffe synergetisch wirken.

**Magnesium**

Eine Insulinresistenz ohne Magnesium zu heilen ist aussichtslos, denn was die wenigsten wissen: Magnesiummangel begünstigt eine IR. Der Zusammenhang zwischen Magnesiummangel und der Entstehung von Diabetes beziehungsweise seiner angeblichen Unheilbarkeit wird immer offensichtlicher.
Magnesiummangel ist weit verbreitet – und dies ganz besonders unter Diabetikern. Eine Studie der Universität Stuttgart-Hohenheim an 5.500 Diabetikern zeigte, dass 89 Prozent der an Typ 1 und 85 Prozent der an Typ 2 erkrankten Patienten an einem Magnesiummangel litten. Dies begünstigt einerseits die Entstehung von IR und kann bei bestehendem Diabetes nicht nur zu schlechteren Zuckerwerten und den gefürchteten Folgeschäden an Herz und Blutgefäßen führen, sondern sogar die im Grunde durchaus mögliche Heilung der Krankheit verhindern. Oder drehen wir den Satz einfach mal um: Je höher die Magnesiumkonzentration im Blut, desto geringer ist das Risiko,

Diabetes zu entwickeln. Nur ein adäquater Magnesiumspiegel im Blut ermöglicht es der Bauchspeicheldrüse, genügend Insulin auszuschütten. Außerdem sorgt Magnesium dafür, dass das Insulin Glucose aus dem Blut entfernen und in die Zellen hinein transportieren kann. Fehlt Magnesium jedoch, dann machen die Zellen dicht und lassen die Glucose nicht oder nur noch unzureichend eintreten – der Beginn einer IR.

Als Nahrungsergänzung wählen Sie am besten ein Magnesium-Präparat mit dem richtigen Calcium-Magnesium-Verhältnis von 2:1, wie es in natürlicher Weise in der Sango-Koralle vorliegt. Das Magnesium aus dieser vollkommen naturbelassenen Magnesiumquelle trifft bereits nach 20 Minuten mit einer Bioverfügbarkeit von 90 Prozent in den Blutkreislauf ein. Die Bioverfügbarkeit anderer Mineralstoffpräparate beträgt lediglich dürftige 20 bis 40 Prozent.

**Vitamin K2**

Vitamin K2 schützt vor IR. Es ist für die Aktivierung von Osteokalzin verantwortlich. Osteokalzin reguliert die Knochenmineralisierung und beeinflusst auch den Glucosehaushalt im Blut, indem es die Insulinempfindlichkeit und Insulinproduktion verbessert. In einer niederländischen Studie mit 38.094 Erwachsenen im Alter von 20 bis 70 Jahren war eine höhere Einnahme von Vitamin K2 mit einem signifikant niedrigeren Risiko verbunden, im Nachbeobachtungszeitraum von gut zehn Jahren an IR zu erkranken. Und nun noch ein Schmankerl obendrauf: Bei Patienten mit Diabetes Typ 2 kann eine Supplementierung mit Vitamin K2 auch die Knochenqualität verbessern. Aufgrund ihrer schlechten Knochenqualität durch mangelhafte Kollagen-Querverbindungen (weniger durch eine zu geringe Knochendichte, denn diese ist meist normal bis hoch) tragen Diabetiker ein erhöhtes Risiko für Knochenbrüche. In einem Tiermodell führte die Supplementierung mit Vitamin K2 zur Zunahme von Osteokalzin im Serum, zu einer besseren Qualität des Kollagen-Netzwerks und zur Zunahme der Knochenfestigkeit. Ganz perfekt ist eine Nahrungsergänzung in Tablettenform, wo neben Vitamin K2 auch Vitamin D3 und Calcium enthalten ist.

**Omega 7**

Wenn unser Körper nicht den gesamten Zucker verbrennen kann, den wir zu uns nehmen, speichert er den Überschuss in Form von Fett. Omega 7 kann dem entgegenwirken. Die Omega-7 Palmitoleinsäure, so die komplette Bezeichnung, unterstützt Muskeln und Fettgewebe dabei, diesen überschüssigen Zucker zu verarbeiten, indem sie die Empfindlichkeit der Zellen gegenüber dem für die Regulierung des Blutzuckers verantwortlichen Hormon Insulin steigert. Gewonnen wird es aus Sanddorn-Extrakt, empfohlen werden drei Tabletten mit je 1.500 mg pro Tag.

**Step into my beauty parlor ...**

... so die berühmten Einleitungsworte, mit denen Helen Gurley Brown, die legendäre Chefredakteurin der amerikanischen COSMOPOLITAN, die Leser in ihrem Editorial begrüßte. Wer sie nicht kennt, von ihr stammt das berühmte Zitat: »Gute Mädchen kommen in den Himmel, böse überall hin!«
Neben allen in diesem Buch angesprochenen gesundheitlichen Aspekten steckt für uns Frauen natürlich auch immer die Hoffnung dahinter, etwas für unser Aussehen zu tun. Daher

möchte ich Sie ebenfalls in meinem ›Beauty Salon‹ begrüßen und hier ganz kurz auf die Themen Haut und Haare eingehen.

Abnehmen ist bei Insulinresistenz unabdingbar, doch wir sollten uns dabei Zeit lassen, denn gerade ab Ü40 nimmt die Haut einen Gewichtsverlust sehr übel. Das Unterhautfettgewebe ist die perfekte ›Unterfütterung‹ gegen Falten, nehmen wir ab, zeigt sich dies oftmals in unschönen Knitterfalten. Mein Geheimtipp dagegen: Hyaluronsäure, und zwar sowohl von außen als auch von innen angewandt. Früher war Hyaluronsäure unverschämt teuer, da es aus Hahnenkämmen gewonnen wurde. Das erste Serum einer großen amerikanischen Kosmetikmarke kostete Anfang der 1980-er Jahre noch ein Vermögen. Heute kommt Hyaluronsäure aus dem Labor und es gibt dadurch eine Vielzahl günstiger Hautseren. Der Zauberstoff sorgt aufgrund seines enorm hohen Wasserbindungsvermögens dafür, dass die Haut wie ›aufgepumpt‹ wirkt und Knitterfältchen einfach weggebügelt werden.

Für die innere Anwendung empfehle ich Kapseln, die zwar offiziell für die Gesundheit von Knochen und Gelenken beworben werden, mit viel Wasser eingenommen aber auch für die Haut wie ein Jungbrunnen sind. Neben Hyaluronsäure sind auch Collagenhydrolysat, Chindroitin und Glucosamin enthalten

Das Thema Haare ist für uns Frauen ja immer heikel. Mit keinem Gesprächsthema kann man eine langweilige Cocktailparty so in Schwung bringen wie mit unserem Kopfschmuck. Leider verursacht IR Haarausfall, wie ich selber erfahren musste. Der Zusammenhang war mir anfänglich jedoch nicht bewusst und so rannte ich von Pontius zu Pilatus, doch keiner konnte mir sagen, was genau die Ursache dafür war. Bis ich dann eines Tages selber herausfand, warum ich immer mehr Haare im Abfluss hatte als normal.

In Amerika haben Studien ergeben, dass industriell bearbeitete Lebensmittel Haarausfall verursachen, ganz besonders die mit einem hohen glykämischen Index. Dort gehen Forscher mittlerweile sogar soweit, androgenetisch bedingten Haarausfall als einen Marker für IR zu nehmen. Und auch türkische Wissenschaftler haben bereits vor Jahren den Zusammenhang zwischen Haarausfall und IR entdeckt. Ich selber habe jahrelang unter einer Form des Haarausfalls gelitten, der sich ›telogenes Effluvium‹ nennt. Dazu hole ich ein wenig aus.

- In der Wachstumsphase (Anagenphase) wächst das Haar ungefähr einen Millimeter in drei Tagen. Dabei sind die Wachstumsgeschwindigkeit und die Dauer je nach Körperregion unterschiedlich, was genetisch festgelegt ist. Diese Phase dauert bei Männern 2 bis 4 Jahre und bei Frauen 4 bis 6 Jahre. Normalerweise befinden sich 90 Prozent unserer Haare in dieser Phase.
- Danach durchlebt das Haar eine Übergangsphase (Katagenphase) von 2 bis 4 Wochen, in der das Haar von der Wachstumsphase in die Ruhephase übergeht.
- Daran schließt sich eine Ruhephase (Telogenphase) an, die ungefähr 3 bis 4 Monate dauert.

Im Normalfall befinden sich 10 Prozent der Haare in der Telogenphase. Sind plötzlich mehr Haare als normal in der Ruhepause, was dann mit einem vermehrten Haarverlust einhergeht, so spricht man von telogenem Effluvium. Der Name erklärt diesen Zustand sehr deutlich, steht *Telogen* für die Ruhepause des Haares, während *Effluvium* ein lateinischer Begriff ist und *loslassen* bedeutet, also das Loslassen sprich das Ausfallen des Haares beschreibt.

Der Begriff tauchte zum ersten Mal 1961 auf, interessanterweise also genau zu dem Zeitpunkt, wo unser Alltag hektischer und aufreibender wurde und es immer mehr Frauen ins Berufsleben zog, gleichzeitig sich aber auch eine Ernährung durchsetzte, die enorm viel Zucker enthält. Telogenes Effluvium ist ein Haarverlust, der sich gleichmäßig über den ganzen Kopf verteilt. Er entwickelt sich meistens nach und nach über mehrere Monate hinweg und ist in den meisten Fällen nicht permanent, denn die Haarfollikel erholen sich wieder, ein Nachwachsen der Haare kann jedoch Monate dauern. Zum Glück kommt es dabei niemals zur völligen Kahlheit, aber ein Haarverlust von bis zu 75 Prozent ist schon beobachtet worden. Meistens sind davon Frauen betroffen, die sehr viele Haare haben. So fällt der Haarverlust Außenstehenden kaum auf, sie selber leiden jedoch umso mehr unter dem Verlust der einstigen Haarfülle.

Mein Freund Brian, ein Hautarzt und Trichologe aus New York, bezeichnet Telogenes Effluvium als ›a shock in the system‹, ausgelöst durch emotionalen Stress, aber eben auch durch das ständige Auf und Ab des Blutzuckerspiegels, wie er bei einer unbehandelten IR typisch ist.
Ungefähr zwei Monate, nachdem ich meine Ernährung umgestellt hatte, merkte ich, wie mein Haarausfall zuerst weniger wurde, um mittlerweile ganz aufzuhören.
Unterstützt habe ich das mit MSM, die schwefelhaltige Nahrungsergänzung, die wir ja bereits kennengelernt haben. Neueste Untersuchungen ergaben, dass MSM die Wachstumsphase des Haares verlängert, weshalb es, neben einer perfekten Ernährung, das beste Heilmittel gegen Haarausfall ist.

## Sun, moon, and vegetables

Bereits als Kind war Kochen für mich eine tolle Sache. In unserer Hippie-Kommune in Renesse wurde den lieben langen Tag gebrutzelt und gebacken, und es gibt für mich bis heute nichts Schöneres, als Gemüse zu putzen und dabei über das Leben nachzudenken. So habe ich bereits früh damit angefangen, die Rezepte für die Gerichte niederzuschreiben, die in *Twin Oaks* auf den Tisch kamen. Irgendwann war dann aus dieser Lose-Blatt-Sammlung ein Manuskript für ein Kochbuch geworden, das unter dem Titel ›*Sun, moon, and vegetables*‹ in einem New Yorker Verlag erscheinen sollte, wozu es aus verschiedenen Gründen dann aber leider doch nicht kam. In meinem Freundeskreis jedoch ist diese Rezeptesammlung zu einer Art Standardwerk geworden, es wird untereinander ausgeliehen und immer wieder um neue Rezepte erweitert. Wenn der Umschlag abgenutzt ist, bastelt irgendwer einen neuen, weswegen das Büchlein immer mal wieder in einem neuen Outfit daherkommt.

Als ich die Rezepte nun, während ich dieses Buch schrieb, noch einmal durchging, fiel mir auf, dass die Gerichte gar nicht so viel anders sind als die, die bei IR empfehlenswert sind. ›Für Blonde‹ ausgedrückt könnte man sagen: Ich musste einfach die bösen gegen gute Kohlenhydrate ersetzen und dafür Sorge tragen, dass es gut schmeckt.

Klingt einfach? Ist es auch! Durch verschiedenste Projekte, seien es meine eigenen Bücher, Lektoratsaufträge oder Lesereisen – aber auch, weil ich immer noch vergeblich auf den japanisch-italienischen Assistenten aus meinen Tagträumen warte, der mir einiges an Arbeit abnehmen könnte – habe ich nicht immer die Zeit und Muße, mich stundenlang in die Küche zu stellen. Daher finden Sie nachfolgend nur Rezepte, die 1. schnell zubereitet sind, 2. supergut aussehen und last not least dabei helfen, den Blutzuckerspiegel konstant zu halten und es dadurch ermöglichen, ziemlich schnell die unerwünschten Kilos zu verlieren und wieder gesund zu werden.

Unter den Fotos sehen Sie eine ›Bewertung‹ der Gerichte in Form von Sternen. Drei Sterne bedeuten, dass das Gericht so, wie auf dem Foto dargestellt perfekt und komplett ist. Wir erinnern uns, wie ein perfektes Gericht aussieht:

- 50 % Gemüse
- 30 % Vollkornprodukte wie z.B. Naturreis, Vollkornnudeln oder Dinkel
- 15 % Eiweiß wie z.B. Geflügel, Fisch oder Tofu
- 5 % gute Fette wie z.B. Oliven-, Kokos- oder Leinöl, da diese den glykämischen Index senken.

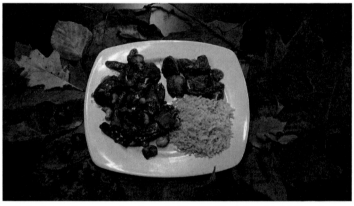

Als Beispiel nehmen wir einmal dieses Gericht: ½ Teller buntes Gemüse, in Olivenöl gebratenes Putengeschnetzeltes und eine Portion Vollkornreis. Es enthält alles, was ein Gericht perfekt macht, daher gibt es hierfür also 3 Sterne.

Bei einigen Gerichten wie zum Beispiel der Borschtsch-Suppe, finden sich nur zwei Sterne, da hier der Vollkorn-Anteil fehlt;

komplett würde dieses Gericht zum Beispiel mit einer Scheibe Dinkel-Vollkornbrot.

Die Desserts haben keine Sterne bekommen, nicht weil sie ungesund wären, sondern als lustvolle Ergänzung zu einer leckeren Mahlzeit anzusehen sind.

Für dieses Buch habe ich nur die Gerichte herausgepickt, die mir selber am besten schmecken. Da ich als Kind schon nicht gerne Fleisch aß, finden sich – bis auf einige Geflügelgerichte – auch hier keine Rezepte dafür. Trotzdem möchte ich explizit betonen, dass man bei IR Fleisch essen darf. Ein Steak mit Vollkornreis und einer großen Portion Gemüse, analog zur Aufteilung wie zuvor beschrieben, ist also durchaus erlaubt. Seien Sie vorsichtig mit Aufschnitt, dieser ist oftmals mit Zucker versetzt, um ihm einen guten Geschmack zu geben.

Ferner spiegelt sich in den Rezepten meine Liebe für die japanische Küche wider, was nicht zuletzt daran liegt, dass ich eine Weile mit einem Japaner liiert war. Issey und ich lernten uns Ende der 1980-er Jahre in einem New Yorker Fotostudio kennen, wo er als Assistent eines sehr berühmten und noch mehr gefürchteten Modefotografen arbeitete. Direkt an unserem ersten gemeinsamen Abend gingen wir in das japanische Restaurant *Hatsuhana*, wo ich Sushi und Algensuppe aß – damals bei uns noch völlig unbekannt. Eine Weile habe ich mit Issey in New York gelebt, um dann mit ihm nach Okinawa zu ziehen, wo ich die dortige Küche bei seiner Großmutter Hanae kennenlernen durfte. Seitdem hat mich die Faszination für japanisches Essen nicht mehr losgelassen. Und wer es genau wissen möchte: Irgendwann erfolgte die beiderseitige Erkenntnis, dass wir zwar Freunde bleiben wollten, als Liebespaar hingegen nicht kompatibel waren.

Und da wir gerade bei Geständnissen sind: Ich koche nie nach genauen Mengenangaben, trotzdem habe ich natürlich versucht, sie in den Rezepten möglichst exakt anzugeben.

Lassen Sie sich nun inspirieren, aber ebenso Ihrer Fantasie freien Lauf, kombinieren Sie verschiedene landestypische Gerichte und experimentieren Sie solange, bis Sie Ihre Lieblingsrezepte gefunden haben.

In diesem Sinne: An die Kochlöffel, fertig, los!

# TEIL 3

**Die Rezepte: Skandalös simpel!**

# Frühstück

Frühstück war als Kind immer eine Überwindung für mich, weil es mir, wie der Name schon sagt, einfach zu früh dafür war.
»Du gehst nicht eher in die Schule, bis du nicht wenigstens ein halbes Brötchen gegessen hast!«, so meine Mutter seinerzeit. Heute, um einige Lebenserfahrungen schlauer, würde ich zu ihr sagen: »Dann eben nicht« und mich nochmal ins Bett legen. Seit meiner IR-Diagnose versuche ich, dreimal am Tag zu essen, also auch zu frühstücken.

Um meine ›Frühstücksphobie‹ zu therapieren, rückte meine amerikanische Freundin Mary-Jo mit ihrem Hightech-Mixer an. In aller Herrgottsfrühe (an präseniler Bettflucht werde ich wohl nie leiden) weckte mich dieses Gerät mit seinem Motor wie ein Düsenjet. Als ich in die Küche blinzelte, hielt Mary-Jo mir ein Glas mit einem grünen Inhalt entgegen: »Hier, probier das mal!« Noch zu verschlafen, um Widerworte zu geben, tat ich wie geheißen – und ich war sofort wach. Jedoch nicht weil ich es so lecker, sondern absolut ekelhaft fand. Auch ein zweiter Schluck konnte mich nicht überzeugen, und so war das Thema *Green Smoothies* erst einmal gestorben für mich.

Was genau ist das Geheimnis hinter Smoothies? Durch das Pürieren von Obst und Gemüse brechen die Zellwände auf, daher spart der Körper sich die anstrengende Verdauungsarbeit und kann die wertvollen Stoffe besonders gut aufnehmen.

Und so ließ mich das Thema nicht los, zumal ich als Kind den Bananen-Möhren-Shake, den meine Mutter mir frisch zubereitete, sehr gerne mochte. Da wurde mir klar: ›green‹ schmeckte es mir einfach nicht fruchtig genug.

Während eines Kurzurlaubs bei meiner Freundin Alice in Texas sah ich dann, passenderweise auch noch im Frühstücksfernsehen, einen Bericht darüber, wie günstig sich Green Smoothies auf IR auswirken. Die Gründe hierfür liegen auf der Hand: Gemüse und Früchte in ihrer natürlich vorkommenden Form haben die perfekte Art von Kohlenhydraten, Avocado macht die Sache cremig und liefert, genauso wie Chiasamen und gute Öle, herzfreundliche Fette. Ferner werden Toxine ausgeschwemmt, die Gesundheit von Leber und Nieren verbessert. Alles schön und gut – jetzt musste ich nur noch herausfinden, wie das Ganze dann auch noch gut schmecken konnte.

Und so begann ich zu experimentieren, um einen fruchtigen Green-Smoothie hinzubekommen. Nach tagelangem Hinzufügen und Weglassen habe ich nach und nach herausgefunden, wie ›green‹ und ›lecker‹ in einen Satz passen.

Hier kommt nun meine Lieblingskombi:

### Fruchtiger Green Smoothie

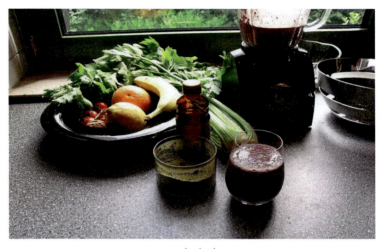

¼ Liter Kokoswasser,
100 g Blaubeeren
¼ Avocado
1 Selleriestange (in Stücke geschnitten)
2 Broccoliröschen
4 Cocktailtomaten
½ Apfel oder Birne, gewürfelt
1/3 Salatgurke, gewürfelt
1 Zitrone, geschält und halbiert,
1 Zweig Petersilie
1 TL Haferfasern
1 EL Leinöl
je ½ TL Stevia und Zimt

Alle Zutaten im Mixer pürieren, bis eine schön sämige Masse entsteht. Zum Schluss 1 EL zuvor eingeweichte Chiasamen unterrühren (wenn man sie direkt mit in den Mixer gibt, verkleben sie das Messer) und sofort genießen, da Smoothies extrem schnell oxidieren und dadurch an Wirksamkeit verlieren.

Wenn Sie sich an den Geschmack gewöhnt haben – was aber recht schnell der Fall sein wird – tasten Sie sich langsam heran und geben nach und nach immer mehr Gemüse dazu wie z.B. Grünkohl, Spinat, Tomaten etc.

Auf jeden Fall haben Sie mit dieser Art Smoothie ein komplettes Frühstück mit allem, was der Körper braucht.

## Dinkelbrot

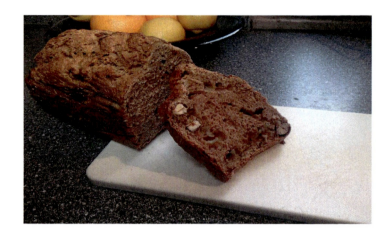

★★
Für alle, die es morgens lieber ›handfester‹ mögen, kommt nun ein sensationell einfaches Rezept, um sein Brot selber zu backen. Ich bin weiß Gott keine tolle Bäckerin, aber nach diesem Rezept ist mir das Brot direkt beim ersten Mal gelungen.

450 g Dinkelvollkornmehl und 50 g Haferfasern
1 TL Kräutersalz, 1 Päckchen Hefe (glutenfrei)

Alle Zutaten in eine Rührschüssel geben, nach und nach ½ Liter lauwarmes Wasser mit dem Mixer unterrühren, bis ein sämiger Teig entsteht. Da Vollkornmehl und vor allem die Haferfasern etwas ›kompakter‹ als normales Weizenmehl sind, müssen Sie evtl. ein bisschen mehr Wasser nehmen.

An dieser Stelle können Sie Ihrer Fantasie dann freien Lauf lassen und hinzufügen, was Ihnen am besten schmeckt. Ich mag am liebsten angebratene Zwiebel und je 1 EL Leinsamen und Sesam. Das Tolle: der Teig muss nicht gehen, sondern kommt direkt in eine Kastenform, die Sie vorher mit Backpapier ausgelegt haben. Direkt bei 180 °C in den Backofen. Nach 50 Minuten das Brot aus der Form nehmen und nochmals 10 Minuten nachbacken lassen. Auskühlen lassen, fertig.

Und so könnte dann ein buntes und ›komplettes‹ 3-Sterne-Frühstück aussehen:

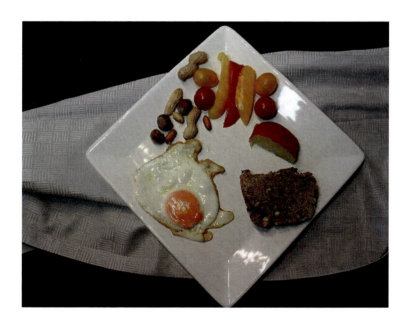

## Toast à la François

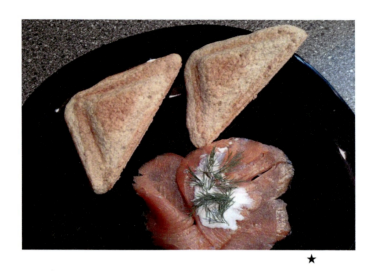

★

Meine Freundin Beate lebt sehr bescheiden, einen Luxus der Sonderklasse gönnt sie sich jedoch: einen Butler. Er heißt François und hat auf der Butlerschule im belgischen Oostkamp alles gelernt, was Beate im Haushalt entlastet. Vor einiger Zeit war sie für vier Wochen beruflich in Amerika und hat mir ihren François solange ›ausgeliehen‹.

»Que voulez-vous pour le petit-déjeuner?«, so seine Frage an unserem ersten gemeinsamen Morgen.

Nun, was wünschte ich mir zum Frühstück? »Ach François, ich hätte mal wieder Lust auf einen knusprigen Toast, aber darf ich ja wegen Zucker und Weißmehl leider nicht.«

»Pas de problème, Madame!«, entgegnete er und fragte, ob ich einen Sandwichmaker hätte. Was dann folgte, war erstaunlich – der knackigste Toast meines Lebens. Wie bereits gesagt: François weiß, wie man Frauen glücklich macht.

Leider dauerte unser Beisammensein nicht in alle Ewigkeiten: Beate kam genau zu dem Zeitpunkt wieder, als wir beide vom »Voulez-vous?« zum »Veux-tu?« übergegangen waren – an solch einen ›service complet‹ kann man sich schon sehr gewöhnen.

Überspringen wir an dieser Stelle einen kleinen Teil der Geschichte und gehen direkt zum Rezept über:

3 EL Hafermehl (evtl. einfach Haferflocken im Mixer mahlen)
1 EL Dinkelkleie
je ¼ TL Backpulver und Haferfasern
1 Ei
1 EL Hafersahne

Alles zu einem glatten Teig vermischen und in den vorgeheizten, mit etwas Öl eingefetteten Sandwichtoaster füllen. Diesen nicht ganz fest verschließen, damit der Toast Platz hat, um schön aufzugehen und fluffig zu werden. Je nach gewünschtem Bräunungsgrad bis zu 10 Minuten toasten.

## Stuffed Avocado

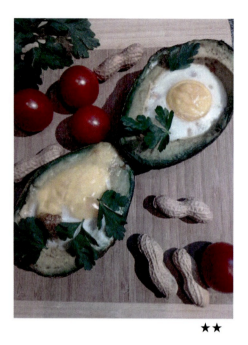

★★

Nach einer durchtanzten Nacht im New Yorker ›*Pyramid Club*‹ war ich zuerst entsetzt, als mir der Zimmerkellner am nächsten Morgen eine überbackene Avocado servierte und mit einem süffisanten Grinsen meinte: »Hangover breakfast, dearie!«

Doch als ich dann merkte, wie gut mir das tat, habe ich mir dieses Minifrühstück zuhause nun auch schon ganz oft zubereitet.

Die Zutaten sind schnell aufgezählt:

1 Avocado und 2 Eier.

Avocado halbieren, den Kern entfernen und noch ein wenig mehr aushöhlen.

Mit Kräutersalz bestreuen und auf ein Backblech setzen, in jede Hälfte ein Ei schlagen.

Dann für 15 – 20 Minuten bei 220 °C in den Backofen geben, bis das Ei gestockt ist. Für die Luxusversion legt man zuerst eine Scheibe Lachs auf die Avocado und gibt dann das Ei darüber.

Dazu passt der vorgenannte Toast perfekt, mit frischen Kräutern und Tomaten wird es komplett.

# Shakshuka

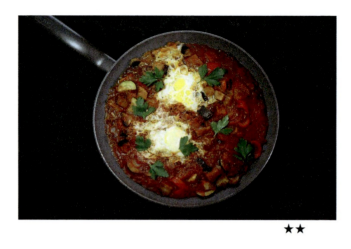

★★

Nach einem Fotoshooting am Strand von Tunesien, für das wir in aller Herrgottsfrühe aufgestanden waren, um den Sonnenaufgang mitzunehmen, bekamen wir in einer Strandbar Shakshuka serviert.

Für uns mag es vielleicht ungewohnt sein, am Morgen schon so pikant zu essen, in Tunesien ist es *das* Trendfrühstück schlechthin. Es schmeckt jedoch auch grenzübergreifend, bei Shakshuka sind sich Israelis und Palästinenser einig.

In der Originalversion werden nur Paprika und Tomaten verwendet, man kann es aber, wie ich es hier auch gemacht habe, mit anderen Gemüsesorten verfeinern.

Sie benötigen:

1 rote Paprika,
je ½ Aubergine und Zucchini und 1 Zwiebel, gewürfelt
4 Knoblauchzehen
2 Eier
1 EL Harissapaste
1 EL Tomatenmark
1 Dose Marzano-Tomaten

Das Gemüse ca. 5 Minuten in Kokosöl anbraten.
Dann die Harissapaste, Tomatenmark, die in feine Scheiben geschnittenen Knoblauchzehen und 1 Dose Marzano-Tomaten dazugeben.

Einkochen lassen, bis eine sämige Konsistenz entsteht.
So beiseiteschieben, dass zwei ›Nester‹ entstehen, in die Sie je 1 Ei schlagen.

Bei geschlossenem Deckel stocken lassen, mit frischer Petersilie bestreut servieren.

Dazu passt eine Scheibe deftiges Dinkelbrot, um auch den Rest Sauce aufzukratzen und es zu einem komplett-perfekten Gericht zu machen.

# SUPPEN

## Borschtsch

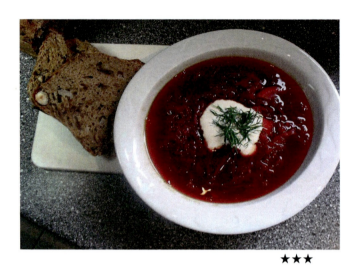

★★★

In den kalten Wintermonaten liebe ich nichts so sehr wie eine dampfend heißen Teller dieser köstlichen Suppe, deren Ursprung in der Ukraine zu finden ist. Rezepte gibt es in den unterschiedlichsten Varianten, jede Familie hat ihre Geheimvariante.

Ich habe die nachfolgende Kombi zu meinem Favoriten auserkoren.

2 Rote Beete Knollen
200 g Knollensellerie
1 Petersilienwurzel
2 Zwiebeln, fein gewürfelt
1 EL Klare Brühe-Pulver und Pfeffer

Gemüse schälen und fein raspeln.

Zwiebeln in einem Suppentopf mit Olivenöl rösten, die Rote Beete kurz mit anbraten.

Mit 1 ½ Liter Wasser auffüllen, dann das andere Gemüse hinzugeben.

Mit Klarer Brühe-Pulver, Pfeffer und 200 ml Apfelessig würzen. 1 Lorbeerblatt dazugeben.
45 Minuten köcheln lassen.

Danach das Lorbeerblatt entfernen und den Pürierstab hineinhalten, bis alles schön sämig ist.

In Teller füllen, einen Klecks Sojasahne (im Originalrezept nimmt man saure Sahne) in die Mitte setzen und mit kleingehacktem Dill bestreuen.

Mit Dinkelbrot gereicht wird es ein komplettes 3-Sterne-Menü.

# Ramen-Suppe (ohne Ramen)

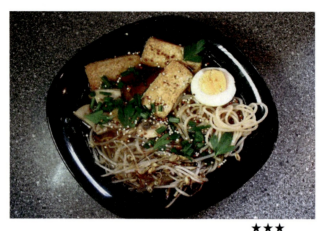

★★★

In Düsseldorf sah ich eine endlos lange Schlange vor einem Restaurant. »Immer, wenn hier eine neue Ramen-Bar eröffnet, beginnt der Kampf um die Tische«, klärte meine Freundin Miranda mich auf. Da sie den Inhaber kannte, saßen wir wenig später bei einer leckeren Ramensuppe. Doch – wie Google mir bestätigte – Ramennudeln werden aus Weißmehl hergestellt, was in meinen ›IR-Essplan‹ nun so gar nicht passt. »Dann tausch die Nudeln doch einfach gegen Vollkorn aus, die anderen Zutaten darfst du doch essen«, meinte Miranda.
»So eine Art Ramennudeln ohne Ramen?«, fragte ich.
»Genau, im Hundekuchen ist ja auch kein Hund und im Jägermeister kein Jäger drin!« Wo sie recht hat ...

Und so stand ich die nächsten Tage am Herd und versuchte mich selber an einigen Ramensuppen. Ganz schnell wusste ich, dass ich wochentags keine Lust und vor allem keine Zeit auf den ganzen ›japanischen Schnickschack‹ im Wok hatte, die Oma meines Freundes Issey möge es mir verzeihen.
Hier nun meine Lieblings-Variante.

1 Ei, 8 Minuten gekocht und gepellt,
300 g Hühnerfleisch, in dünne Streifen geschnitten
100 g frische Sojasprossen,
100 g Emmer-Vollkornspaghetti
1 gewürfelte Gemüsezwiebel und 6 zerdrückte Knoblauchzehen
Zum Würzen: 1 EL Klare Brühe-Pulver, 100 ml Reisessig, 2 EL Tamarisauce und 1 EL Misopaste.

Das Fleisch in Kokosöl anbraten, Zwiebeln, Knoblauch und Sojasprossen dazugeben.
Mit 1 Liter Wasser ablöschen, Klare Brühe-Pulver, Tamarisauce und Reisessig hinzufügen.
Dann die Nudeln dazugeben, alles für 10 Minuten köcheln lassen.

Den Topf vom Herd nehmen, Misopaste unterrühren (diese darf nicht kochen, da sonst die Enzyme zerstört werden). Die Suppe in Tellern hübsch arrangieren, je ein halbiertes Ei dazugeben und alles mit etwas frisch gehacktem Koriander und schwarzem Sesam bestreuen.

# Minestrone

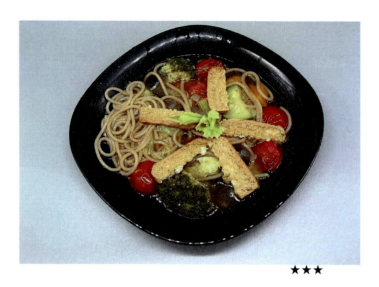

★★★

Wer die Minestrone erfunden hat, muss sehr clever gewesen sein, genauso einen Faible für die schnelle Küche gehabt haben wie ich – oder beides.
Das Prinzip ist einfach erklärt: Gemüse nach Wahl wird zusammen mit Spaghetti gekocht – fertig!

Für diese Variante habe ich wie folgt gewählt:
1 Gemüsezwiebel
1 Zucchini, halbiert und in Scheiben geschnitten
100 g Kürbis, gewürfelt
100 g Chinakohl, in Streifen geschnitten
6 Broccoliröschen
12 Cocktailtomaten
2 Stiele Liebstöckel, Blätter ablösen und klein schneiden
100 g Vollkorn-Emmerspaghetti

Die Zwiebel würfeln und in einem Suppentopf in Olivenöl anbraten.

Mit 2 Liter Wasser ablöschen, zum Würzen 2 EL Klare Brühe-Pulver hinzufügen.

Das Gemüse und die Spaghetti dazugeben.

10 Minuten köcheln lassen, dann auf Teller füllen.

Für die Dekoration habe ich hier angebratene Tofustreifen genommen.

# HAUPTGERICHTE

## Dinkel-Gemüseauflauf

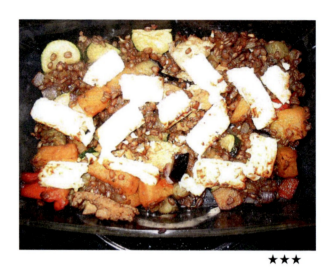

★★★

Dinkel ist eine feine Sache: Man verwendet ihn wie Reis, wobei lediglich die Kochzeit etwas länger ist, danach kann man ihn vielseitig einsetzen.
Für diesen Auflauf habe ich 1 Teetasse Dinkel genommen und ihn eine Stunde in ½ Liter Wasser köcheln lassen. Das restliche Wasser anschließend abgießen.

Und dann:

1 rote Paprika
200 g Butternut-Kürbis
½ Aubergine
Alles würfeln
1 Zucchini, in Scheiben geschnitten

Das Gemüse in eine ausgefettete Auflaufform geben, mit Kräutersalz und 2 ausgepressten Knoblauchzehen würzen.

Dann den Dinkel dazugeben, alles vermischen.

200 g Schafskäse in Streifen schneiden und obenauf legen.

Für diejenigen, die auf Käse nicht verzichten möchten, geht alternativ auch geraspelter Emmentaler oder Parmesan.

Im Backofen bei 180 °C für ca. 25 Minuten goldbraun überbacken.

# Hähnchen Szechuan

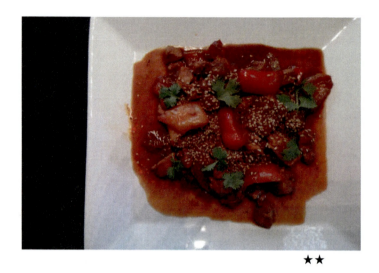

★★

In der Originalversion ist es so scharf, dass einem Hören und Sehen vergeht, daher hier die verträglichere Variante.

350 g Hähnchenbrustfilet
1 rote Paprikaschote
3 EL Olivenöl
3 EL Tamarisauce
1 EL Kokosblütenzucker
2 EL Apfelessig
3 EL Tomatenmark
1 EL Sambal Oelek
1 Stück Ingwer, 2 Knoblauchzehen
1 TL Kräutersalz
frischer Koriander

Das Fleisch würfeln, in einer Schüssel mit dem Olivenöl und der Tamarisauce vermischen, 30 Minuten ziehen lassen. Dann in einem Bräter mit Kokosöl scharf anbraten.

Die Paprikaschote würfeln, kurz mitbraten.
Das Fleisch und die Paprika an den Topfrand schieben und in der Mitte den Kokosblütenzucker karamellisieren lassen, alles gut vermischen.

Apfelessig, Tomatenmark, Sambal Oelek, Kräutersalz, feingeraspelten Ingwer und die ausgepressten Knoblauchzehen zu einer Sauce vermischen. Das Fleisch damit ablöschen und bei geschlossenem Deckel 10 Minuten schmoren lassen.
Für diejenigen, die etwas mehr Sauce mögen: am Schluss alles nochmal mit ½ Tasse Wasser aufkochen lassen.
Zum Servieren mit frischem Koriander bestreuen.

Dazu passt Vollkornreis als Beilage, mit einem Salat als Vorspeise ist es ein komplett-perfektes Gericht.

**Rote Beete Pommes**

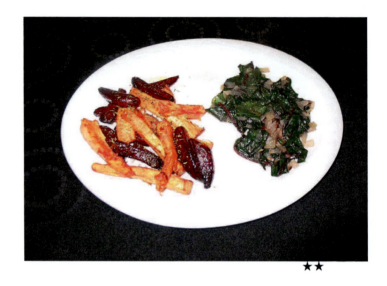

★★

»Das sieht ja geil aus«, meinten meine Freundinnen, als ich Pommes aus Rote Beete und Süßkartoffel auf den Tisch brachte.
Der Trick dabei ist zu wissen, dass die roten Beete eine doppelt so lange Garzeit wie die Süßkartoffeln haben. Wenn man das beachtet, kann nichts mehr schiefgehen.

2 Rote Beete
2 Süßkartoffeln

Gemüse schälen und in Pommesform schneiden.
Zuerst kommen die Rote Beete dran, wer eine Actifry hat, gibt sie dort für 20 Minuten rein, ansonsten auf ein gefettetes Backblech legen und bei 180 °C für 25 Minuten in den Backofen.

Dann kommen die Süßkartoffeln für nochmals 15 Minuten dazu, entweder in die Actifry oder aufs Backblech. Mit Kräutersalz würzen und direkt servieren.

Meine Tante Christa war Ende der 1970-er Jahre mit einem makrobiotischen Ernährungsberater liiert, der immer predigte: »Wenn du Radieschen isst, gehören die Blätter auch dazu.« Ich erinnere mich noch daran, dass ich ihn angeschaut habe wie ein Auto. Den Typ hat sie zum Glück schnell zum Mond geschossen – trotzdem würde er sich bestimmt freuen, wenn er sähe, dass ich hier die Rote Beete-Blätter als ›Spinat‹ dazu gekocht habe.

Dafür 1 gewürfelte Zwiebel in Olivenöl anschwitzen, die Rote-Beete-Blätter dazugeben, mit etwas Wasser ablöschen und mit 1 TL Klare-Brühe-Pulver und 1 Prise Muskat würzen.

Eine Minute köcheln lassen, fertig.

# Hirserisotto mit Cashews

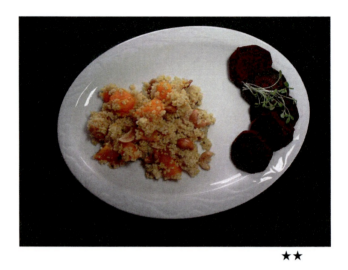

★★

Hirse kannte ich bereits in der Hippie-Kommune ›Twin Oaks‹ in Renesse, wo ich als Kind eine Weile gelebt habe. Bei uns in Deutschland hat man sie seinerzeit höchstens seinem Wellensittich gegeben. Es war eine schöne und unkomplizierte Zeit, an die ich mich, auch kulinarisch, gerne zurückerinnere.

In dieser Kombination ist die Hirse superschnell und einfach zubereitet und dabei auch für die Augen ein echter Hingucker.

1 Teetasse Hirse
100 g Cashewkerne
100 g Butternut-Kürbis, gewürfelt
1 Zwiebel, gewürfelt

Die Zwiebel in Kokosöl anbraten, bis sie goldbraun ist.
Dann die Hirse dazugeben und kürz mit anrösten.
Die Kürbiswürfel obenauf legen.
Mit 1 ½ Tassen Wasser ablöschen,
Je 1 EL Klare Brühe-Pulver und Tamarisauce zufügen und 5 Minuten köcheln lassen.

Den Herd ausstellen und bei geschlossenem Deckel für 20 Minuten weiter quellen lassen.

Mit einem Salat als Vorspeise und zum Beispiel einem gebratenen Zanderfilet als Beilage wird es eine komplette Mahlzeit.

Hier ein Trick, den Fisch ohne großen Aufwand zuzubereiten. Wenden Sie dazu zwei Zanderfilets in einer mit Olivenöl ausgefetteten Auflaufform, würzen mit Kräutersalz und stellen alles bei 200 °C für 30 Minuten in den Backofen. Da der Zander dieselbe Garzeit hat wie das Hirserisotto, passt das perfekt.

Statt Hirse können Sie auch Quinoa verwenden, diesen aber bitte vorher heiß abspülen, um eventuelle Bitterstoffe zu entfernen.

## Aubergine Winzerin-Art

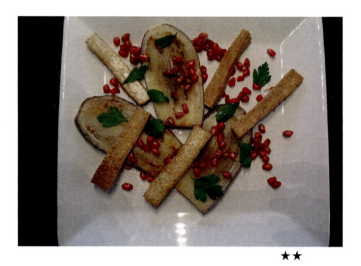

★★

Diese schnell zubereitete Köstlichkeit habe ich das erste Mal bei meiner Freundin Christine auf Mallorca serviert bekommen. Warum es gerade so heißt, konnte sie mir jedoch auch nicht erklären, ist doch weder Wein, ja noch nicht einmal Trauben enthalten. Doch sei's drum, ich liebe es heiß und innig, weil es wirklich superleicht zuzubereiten und total lecker ist.
Wenn unerwartet Besuch kommt, wähle ich oft dieses Menü, für das Sie wie folgt benötigen:

1 Aubergine
100 g Tofu
1 Granatapfel
1 Zitrone
1 EL Mandelmus
1 TL Selleriesalz

Den Tofu in fingerdicke Streifen und 1 Aubergine der Länge nach in Scheiben schneiden.

Zuerst den Tofu in Olivenöl von allen Seiten goldbraun anbraten, beiseitestellen.

Dann die Auberginenscheiben kurz von beiden Seiten anbraten.

Den Granatapfel entkernen. Der Trick: Die Kerne unter Wasser, sprich in einer Schüssel mit Wasser, mit einer Kuchengabel von der Fruchtschale abziehen, dann spritzt nicht alles voll.
Die Kerne mit einem ZEWA trockentupfen und zusammen mit dem Tofu zu den Auberginen in die Pfanne geben, alles verrühren.

Die Zitrone auspressen und den Saft mit Mandelmus und Selleriesalz vermischen, dann die Aubergine damit ablöschen. Mit Petersilie bestreut servieren.

Komplett wird dieses Gericht mit Dinkelbrot oder Vollkornreis als Beilage.

# Buddha Bowl

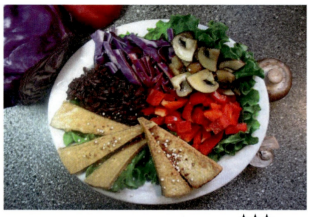

★★★

Die Buddha Bowl ist ein wunderbarer neuer Trend, der aus den USA zu uns herübergeschwappt ist. Anders als der übliche Unsinn wie ›Cake Pops‹ oder ›Cronuts‹, die vor Zucker nur so strotzen, bietet sich hier gerade bei Insulinresistenz die Möglichkeit, eine komplette und abwechslungsreiche Mahlzeit zu kreieren, daher auch die drei Sterne. Wie der Buddha zur Bowl, also der Schale kommt? Ōryōki ist eine meditative und ritualisierte Form des Essens, die in der Tradition des Zen-Buddhismus verwurzelt ist. Ein Ōryōki-Set besteht unter anderem aus unterschiedlich großen Schüsseln, von denen die größte auch ›Buddha Bowl‹ (jap. ›zuhatsu‹) genannt wird. Bestimmte Regeln gibt es hierbei nicht, alles sollte möglichst bunt sein und vor Gemüse nur so strotzen und mit Vollkornprodukten wie Naturreis, Quinoa oder Dinkel und Tofu oder Geflügel / Fleisch ergänzt werden.

Sie benötigen:

100 g Natur- und 20 g Wildreis, gekocht
100 g Tofu
5 Champignons, in Scheiben geschnitten
½ rote Paprika, gewürfelt
100 g Rotkohl, in sehr feine Streifen geschnitten

Den Reis kochen.
Den Tofu in Streifen schneiden, diese dann nochmal quer durchschneiden, sodass Dreiecke entstehen und in Kokosöl anbraten. Die Champignons mit in die Pfanne geben und ebenfalls kurz anbraten.
Die Schale mit Salatblättern auslegen und alle Zutaten dekorativ darauf anrichten.
Für die Sauce:
2 EL Apfelessig
1 EL Olivenöl
1 EL Tamarisauce (zucker- und glutenfrei) verrühren und darüber gießen. Mit schwarzem Sesam betreut servieren.

Und hier noch eine andere Variante:

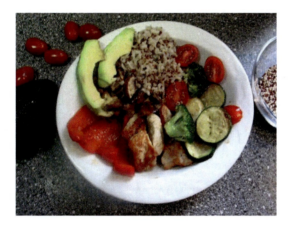

½ Teetasse Quinoa heiß abspülen und in 1 Teetasse Wasser kochen, kurz bevor das Wasser verdampft ist 4 Broccoliröschen dazugeben.

150 g Putenbruststreifen mit einigen Scheiben Zucchini in Kokosöl anbraten, dann in der Bowl verteilen. Spalten aus je ½ Avocado und roter Paprika und 5 halbierten Cocktailtomaten dazugeben und mit der Sauce wie oben beschrieben anrichten.

## Alles-in-einen-Topf

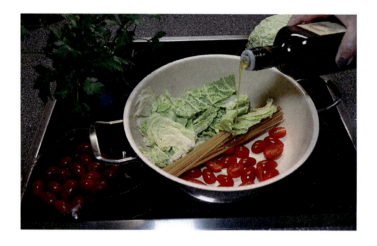

Das schnellste Gericht ever: Klingt unglaublich, funktioniert aber tatsächlich.
1 Liter Wasser im Wasserkocher zum Kochen bringen.
200 g Vollkorn-Emmerspaghetti, 200 g halbierte Kirschtomaten, 400 g Wirsing, grob zerpflückt (im Winter kann man auch Grünkohl nehmen).

Alle Zutaten nebeneinander in einen Topf legen, mit 50 ml Olivenöl beträufeln und mit Kräutersalz würzen. Auf den Herd stellen, dann mit dem kochenden Wasser aus dem Wasserkocher übergießen.

Bei geschlossenem Deckel analog zur Garzeit der Nudeln köcheln lassen, dann auf Teller verteilen. Mit Parmesan bestreuen oder, so wie hier, mit Zwiebel-Tofu-Croutons servieren.

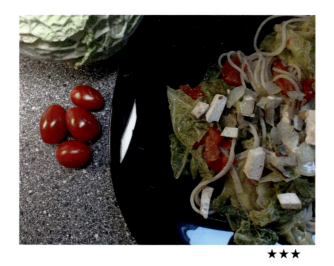

★★★

Und so sieht das Ganze aus, wenn es fertig ist. Statt der Tofuwürfel kann man auch ein kleines Steak oder ein gebratenes Lachsfilet dazu reichen.

# Pittige Kip

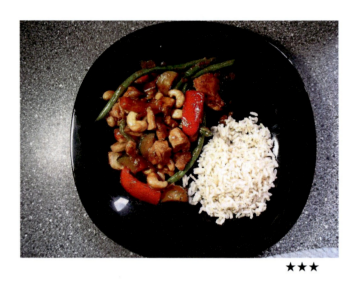

★★★

Auf der Speisekarte in dem kleinen Restaurant im holländischen Ouddorp stand ›Pittige Kip‹, ich hatte es mir eigentlich nur bestellt, weil ich den Namen so lustig fand. Dass mich aber mit diesem, frei übersetzt, ›Pikanten Chilihuhn‹ ein echter Kracher erwartete, überraschte mich dann doch. Der Koch, den ich ansprach, wollte dieses ›geheime Familienrezept‹ leider nicht rausrücken, daher habe ich mich dann zuhause selber daran probiert.
Das Ergebnis kommt dem Original sehr nahe.

300 g Hühnchenbrust
1 rote Zwiebel und 1 rote Paprika, gewürfelt
1 Zucchini, der Länge nach halbiert und dann in Scheiben geschnitten
100 g Champignons, in Scheiben geschnitten
100 g grüne Bohnen
50 g Cashewkerne
1 EL Erdnussbutter
1 EL Klare-Brühe-Pulver
1 TL Zimt

Die Hühnerbrust würfeln, in 3 EL Olivenöl und 1 TL Chilipulver für ½ Stunde marinieren.

Dann in Kokosöl scharf anbraten.

Das Gemüse dazugeben und kurz mit anbraten.

Erdnussbutter unterrühren, mit ¼ l Wasser ablöschen, Klare Brühe-Pulver und Zimt unterrühren.

Mit geschlossenem Deckel 10 Minuten durchziehen lassen.

Dazu passt Vollkornreis als Beilage, der daraus ein komplettes Menü macht.

# Aubergine gratin

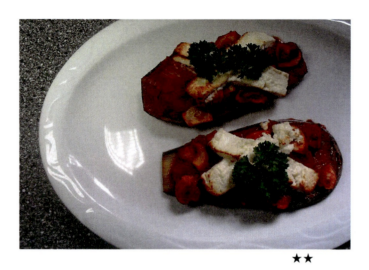

★★

Diesen kleinen Snack habe ich mir bei einem Italiener am Römerplatz in Bonn bestellt, als ich zwischen zwei Terminen nur wenig Zeit hatte. Immer wenn es schnell gehen muss, ich jedoch großen Appetit habe, kommt das auf den Tisch bei mir.

1 Aubergine
200 g Champignons
1 Zwiebel
1 Dose Marzano-Tomaten (ungesüßt)

Die Aubergine waschen und der Länge nach in 1 cm dicke Scheiben schneiden. In Olivenöl in der Pfanne anbraten, herausnehmen und beiseitestellen.

Champignons waschen und in Scheiben schneiden, die Zwiebel würfeln, beides in Olivenöl anbraten.
1 Dose Marzano-Tomaten dazugeben, mit Kräutersalz würzen und kurz aufkochen lassen.

Die Auberginenscheiben in eine gefettete Auflaufform legen, die Tomatensauce darauf verteilen. Mit Schafskäse belegen (alternativ mit Parmesankäse bestreuen) und bei 180 °C für 15 Minuten im Backofen goldbraun werden lassen.

Ich esse am liebsten Dinkelbrot dazu, weil man damit die Sauce so schön ›aufdippen‹ kann.

# Pfifferling-Ragout

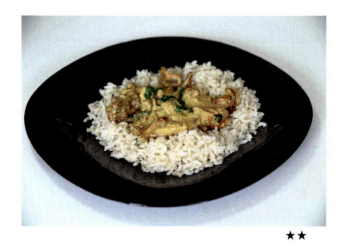

★★

Nach meiner Liaison mit einem Förster konnte ich zwar wochenlang keine grünen Jacken mehr ertragen – meine Liebe für Pilzgerichte indes ist geblieben. Ganz besonders für Pfifferlinge, die wir immer gesammelt hatten. Erst lange, nachdem ich ihn alleine in seiner Schonung zurückgelassen hatte, erfuhr ich bei den Recherchen für einen Krimi, dass rohe Pfifferlinge das, nun ja, eher unbekömmliche Chitin enthalten, doch kehren wir zum ›nomalen‹ Einsatz in der Küche zurück.

1 Teetasse Vollkornreis
250 g Pfifferlinge
1 Zwiebel
200 ml Sojasahne
2 Knoblauchzehen
1 TL Kräutersalz, Schnittlauch

Kochen Sie den Vollkornreis in 1 ½ Teetassen Wasser.

Die Pfifferlinge in eine Schüssel mit Wasser geben und ganz vorsichtig umrühren, dass evtl. Erdreste sich lösen und nach unten sinken.

Mit einem Schaumlöffel herausnehmen und auf einem ZEWA abtrocknen lassen.

Die Zwiebel würfeln und in Kokosöl anbraten, die Pfifferlinge dazu geben, kurz anschwitzen.

Für die Fans von ›ganz herzhaft‹ einige Schinkenwürfelchen mit anbraten.

Mit den ausgedrückten Knoblauchzehen und Kräutersalz würzen.
Mit 200 ml Sojasahne ablöschen, kurz aufkochen lassen.
Den Reis auf Teller geben, das Pilzragout darüber gießen und mit Schnittlauch bestreuen.

Dazu passt gegrillte Putenbrust oder ein Steak, mit einem Salat zuvor wird es perfekt.

## Kürbis-Gnocchi

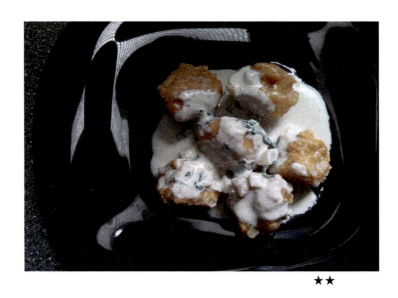

★★

Hier kann der Kürbis wieder einmal seine Vielseitigkeit unter Beweis stellen.

Zutaten:
400 g Butternut- oder Hokkaido-Kürbis
200 g Dinkelvollkornmehl
1 TL Haferfasern
1 Ei
Je ½ TL Salz und Muskat

Schneiden Sie den Kürbis in Würfel und kochen ihn für ca. 10 Minuten in Wasser, bis er weich ist. Das Wasser abgießen und den Kürbis direkt kleinstampfen.

Mit Dinkelvollkornmehl, den Haferfasern, Ei, Salz und Muskat zu einem Teig verkneten.
½ Stunde im Kühlschrank ruhen lassen.

Den Teig auf einer bemehlten Unterlage zu fingerdicken Rollen formen, von denen Sie 3 cm lange Stücke abschneiden. Mit einer Gabel ein Muster in die Oberfläche drücken.

Die Gnocchis für 4 Minuten in kochendes Wasser geben, wenn sie oben schwimmen mit einem Schaumlöffel herausnehmen und direkt servieren. Wer möchte, kann sie mit Parmesankäse bestreuen.

Man kann sie übrigens auch super mit Süßkartoffeln zubereiten, alle anderen Zutaten bleiben, so wie oben beschrieben.

Dieses Gericht eignet sich sowohl als Beilage zu Fleisch, Fisch als auch Geflügel, so dass Sie Ihrer Fantasie freien Lauf lassen können. Mit einem Salat vorab wird es ein rundum perfektes Gericht.

# Chinapfanne

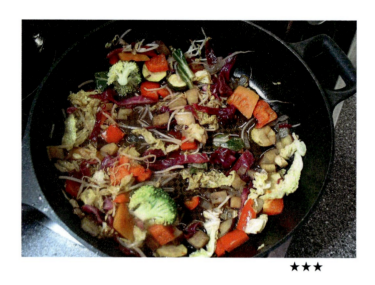

★★★

Ich liebe Chinapfanne, und dies aus mehreren Gründen: Sie ist schnell zubereitet, bunt, lecker, gesund und man kann hineintun, was man möchte. Hier stelle ich sie vor wie Hanae, die Oma meines Freundes Issey, sie am liebsten zubereitet, so dass sich ein komplettes Gericht ergibt.

150 g Tofu, in Streifen geschnitten
½ Aubergine, gewürfelt
½ Zucchini, in Scheiben geschnitten
Je ½ gelbe und rote Paprika und 1 Zwiebel, gewürfelt
Je 6 Blätter Rot- und Chinakohl, in Streifen geschnitten
100 g Sojasprossen

Den Tofu im Wok oder einer Pfanne mit hohem Rand in Kokosöl goldbraun anbraten, dann beiseitestellen.
Alternativ kann man auch 150 g Putenbrustwürfel nehmen.

Nun das Gemüse anbraten, den Tofu (oder die Putenbrust) dazu geben und alles gut vermischen.

Jetzt kommt der Clou: Geben Sie 2 EL Apfelessig dazu, Sie werden sich wundern, wie toll das die Farbe des Gemüses zum Leuchten bringt.

Dann mit 3 EL Tamarisauce würzen und bei geschlossenem Deckel 5 Minuten bei geringer Hitze köcheln lassen.

Dazu passt Vollkornreis, den man, wenn man möchte, vorkocht und direkt mit in der Pfanne anbrät oder als Beilage dazu reicht.

# EVG

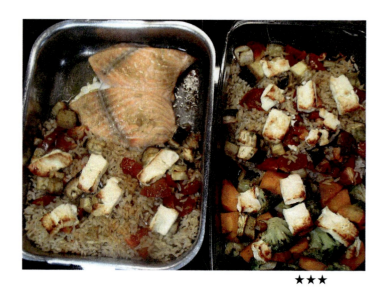

★★★

Über meine Tante Christa, bei der ich aufgewachsen bin, kann man ja viel Gutes sagen, aber eine tolle Köchin war sie weiß Gott nicht. Zum Glück gehörte ihre Perle Frieda zum Haushalt. Wenn Frieda dann ihren freien Tag hatte, kam von mir stets dieselbe Frage: »Tante Christa, was essen wir denn heute?«

Und ihre Antwort war auch stets dieselbe: »Na was wohl? EVG!« Damit meinte sie natürlich ›Essen von gestern‹ und öffnete daraufhin ganz theatralisch den Kühlschrank, um dann zu exklamieren: »Dann wollen wir doch mal sehen, was von gestern noch übriggeblieben ist.«

Als ich größer wurde, keimte der Verdacht in mir auf, dass sie dabei ganz schön schummelte und Frieda quasi schon alles vorgekocht hatte und sie die einzelnen Module dann nur noch ›in die Pfanne hauen‹ musste.

Trotzdem hatten wir immer einen Riesenspaß und haben die Tradition des EVG bis zu Tantchens Tod beibehalten. Und ich liebe es heute noch, zumal durch die Kombination der Reste oftmals ein perfekteres Gericht entsteht als ein konventionell gekochtes.

Für dieses EVG habe ich vom Vortag übriggebliebenen Reis mit einigen Auberginen- und Kürbiswürfeln vermischt und 5 halbierte Cocktailtomaten dazugegeben.
2 ausgedrückte Knoblauchzehen, 1 TL Kräutersalz und 2 EL Olivenöl unterrühren. In eine Auflaufform geben und mit Schafskäse belegen. Hier geht natürlich jeder Käse, der zur Hand ist.

1 Stück Lachs dazulegen (kann ruhig noch tiefgefroren sein). Bei 200 °C in den Backofen schieben und alles goldbraun werden lassen.

# Quinoa-Risotto

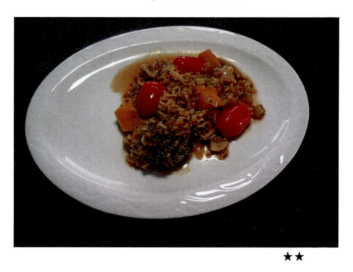

★★

Einer meiner Krimis spielt in Bonn, wo der männliche Nebendarsteller, ein mörderischer Autor, in den ›Rheinblick Residences‹ am Rheinufer wohnt.

Als ich zur Vor-Ort-Recherche dort war, kehrte ich mittags in das an der Fähre gelegene Restaurant ›Bastei‹ ein, und da ich nichts Passendes auf der Speisekarte fand, bestellte ich eine Reispfanne. Als der Kellner mir diese servierte, stellte ich mit einigem Entsetzen fest, dass sich unter den Reis ein bisschen Quinoa gemogelt hatte, den ich eigentlich nicht besonders mag. Doch in der Kombination mit Reis war er sogar regelrecht köstlich, weshalb ich zuhause ein wenig mit dieser Kombi experimentiert und dieses Gericht kreiert habe, das ruckizucki geht, da alle Zutaten die gleiche Garzeit haben.

Sie benötigen:

1 rote Zwiebel, gewürfelt
Je ½ Teetasse Quinoa und Vollkornreis
100 g Butternut-Kürbis, gewürfelt
5 Broccoliröschen
10 Cocktailtomaten
2 EL Tamarisauce
1 TL Kräutersalz

Die Zwiebel in Kokosöl anbraten.
Den Qinoa in ein Sieb geben und heiß abspülen, um evtl. Bitterstoffe zu entfernen.
Zusammen mit dem Vollkornreis zu den Zwiebeln geben.
Kürbis und Broccoliröschen obenauf legen.
Mit 2 Tassen Wasser ablöschen, Kräutersalz und Tamarisauce dazugeben.

Aufkochen und dann bei geringer Hitze und geschlossenem Deckel 20 Minuten garen lassen. 2 Minuten bevor es fertig ist, 10 halbierte Cocktailtomaten dazugeben.

Tipp: Statt Quinoa kann man auch rote Linsen verwenden, das ist genauso lecker und das Ergebnis sieht ebenfalls interessant aus.

Dazu passen sowohl Fleisch, Geflügel als auch Fisch.

# Risotto an Zitronensellerie

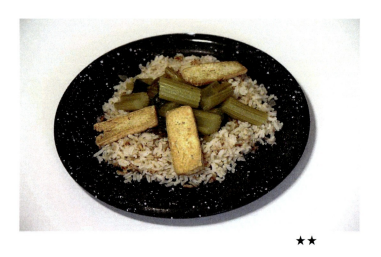

★★

Meine amerikanische Freundin Mary-Jo war in erster Ehe mit einem Iraner verheiratet, was ihre Vorliebe für orientalische Gerichte erklärt. Auch dass er später dann mit einer französischen Starköchin nach Casablanca durchgebrannt ist – wir nennen sie immer ›La connasse moussée‹ – konnte daran nichts ändern. Und so gab es auf ihrem 40. Geburtstag ein riesiges Buffet, bei dem die Hauptgerichte alle der persischen Küche entstammten und die Desserts typisch amerikanisch waren (leider mit jeder Menge Zucker).

Ein Gericht hat es mir besonders angetan, weshalb ich es ganz oft auf den Tisch bringe.

1 Teetasse Naturreis
2 rote Zwiebeln, gewürfelt
6 Selleriestangen, in 4 cm lange Stücke geschnitten
Saft von 3 Zitronen

Den Reis wie gewohnt kochen.

Die Zwiebeln in Kokosöl anbraten.

Selleriestangen dazugeben. Mit ½ Liter Wasser ablöschen, mit Klare-Brühe-Pulver würzen, dann den Zitronensaft hinzufügen.

20 Minuten bei geschlossenem Deckel köcheln lassen.

Den Reis auf Teller füllen und den Sellerie mitsamt der köstlichen Zitronensauce obendrauf geben.

Ich habe es hier mit Tofu kombiniert, Putengeschnetzeltes passt jedoch auch ganz hervorragend dazu.

Mit einem Salat vorweg wird es ein komplettes Gericht.

# Hähnchen-Kürbispfanne

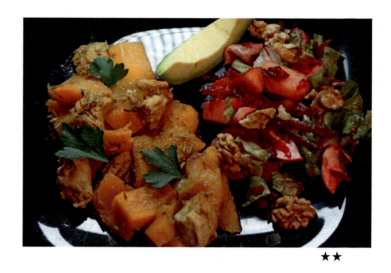

★★

Als Kind kannte ich Kürbis nur aus der Peanuts-Geschichte über den großen Kürbis, von dem Linus glaubte, er würde zu Halloween erscheinen und den Kindern Geschenke bringen. Heute findet man die orangefarbene Köstlichkeit in jedem Supermarkt, daher verwende ich ihn ganz oft.

Für dieses Gericht benötigen Sie:

300 g Hähnchenbrustfilet, gewürfelt
2 Zwiebeln, gewürfelt
2 Knoblauchzehen
300 g Butternut-Kürbis
1 Zweig frischer Rosmarin
Kräutersalz und schwarzer Pfeffer

Braten Sie das Hähnchen in einem Schmortopf mit Kokosöl an, bis es goldbraun ist, dann die Zwiebelwürfel kurz mit anbraten.

Geben Sie den Kürbis dazu. Butternut hat die kräftigste Farbe, weshalb ich ihn für dieses Foto genommen habe.

Mit ½ Liter Wasser ablöschen. Die Nädelchen vom Rosmarinzweig ablösen und dazu geben. Mit Kräutersalz, Pfeffer und ausgepresstem Knoblauch würzen.

Bei geschlossenem Deckel bei 200 °C für 20 Minuten in den Backofen stellen.

Mit Salat oder Gemüse dazu wird es ein Augenschmaus, als Beilage eignet sich sowohl Vollkornreis als auch Nudeln. Evtl. Reste kann man problemlos am nächsten Tag nochmal aufwärmen, daher koche ich, wenn die Woche mit Terminen überfüllt ist, direkt die doppelte Portion.

# Lemon Roasted Spicy Broccoli

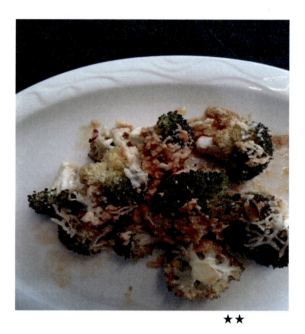

★★

Früher hieß es: »Ich habe da einen Freund, den muss ich dir unbedingt mal vorstellen.«
Im digitalen Zeitalter geht das so: »Ich habe da einen Facebook-Freund, schick dem doch mal eine Anfrage.«
So geschehen vor einigen Monaten, und als ich mir das Foto des besagten Herren namens Matthew ansah, musste ich lachen, aber auch staunen: Er sah original so aus wie der Tom Neuhauser in einem meiner Bücher, sprich rotblond, Dreitagebart, haselnussbraune Augen.
So waren wir natürlich schnell im Gespräch und bereits zwei Wochen später flog ich zu ihm nach London.
Es war Liebe auf den ersten Blick, allerdings eher auf, nun, nennen wir es mal intellektueller Ebene. Oder um das Kind beim Namen zu nennen: Er ist schwul, kann jedoch kochen wie ein Gott. Was wir dann auch eine Woche lang mit wachsender Begeisterung getan haben und diesem Buch sehr zugutegekommen ist.

Eines von Matthews Lieblingsgerichten ist DIE perfekte Beilage für alle hier im Buch genannten Rezepte. Kleiner Aufwand, große Wirkung – vergleichbar mit dem cremeweißen Kleid von Halston, das er mir zum Abschied schenkte: einfach überziehen, großartig aussehen. Ich weiß schon, warum ich schwule Männer liebe!

Für dieses ›side dish‹ benötigen Sie:

1 Kopf Broccoli, die Röschen einzeln abtrennen
3 EL Olivenöl, 4 Knoblauchzehen, gepresst
½ TL Zwiebelsalz, ½ TL Chiliflocken
Saft und abgeriebene Schale 1 Bio-Zitrone
½ Tasse geraspelten Parmesankäse

Heizen Sie den Backofen auf 200 °C vor.
Legen Sie die Broccoliröschen auf ein mit Backpapier ausgelegtes Backblech.
Olivenöl, Zitronensaft und -schale, die zerdrückten Knoblauchzehen, Zwiebelsalz und die Chiliflocken zu einer Sauce vermischen und über den Broccoli gießen.

Dann alles mit dem Parmesankäse bestreuen und für 20 – 25 Minuten auf mittlerer Höhe in den Ofen schieben.

Dazu passt wirklich alles, seien es vegetarische Gerichte wie buntes Tofugeschnetzeltes, Süßkartoffelpommes mit Putenbrust oder gegrillter Lachs.

# DESSERTS

## Cashew-Blaubeereis

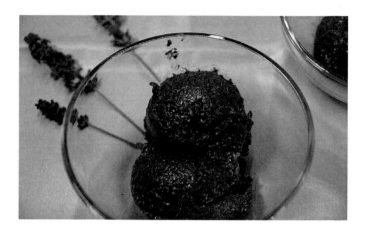

Seit jeher liebe ich Eis, aber leider vertrage ich die Kombi aus kalt plus Zucker plus Milch nicht besonders gut. Daher habe ich mich überall umgehört, wer mir hier einen Tipp geben kann.
Fündig wurde ich in Carmel-by-the-Sea, wo meine Freundin Doris genau dieses Eis in ihrem Restaurant anbietet.

Hier kommt also nun ein Eis, das nicht nur cremig-zart schmeckt, sondern zudem auch noch vor gesunden Inhaltsstoffen nur so strotzt.

Geben Sie wie folgt in einen Mixer:


80 ml Wasser
100 g Cashewkerne
½ geschälte Avocado

1 EL Süßlupinenpulver mit Vanillegeschmack
½ TL Stevia
1 TL Guarkernmehl

Alles pürieren, bis eine cremige Masse entsteht.

Den Mixer abschalten, 180 g tiefgekühlte Blaubeeren hinzugeben. Den Mixer wieder anschalten und solange laufen lassen, bis ein cremiges Eis entstanden ist.

Mit einem Eislöffel zu Kugeln formen und in Dessertschälchen servieren. Niemand wird den Unterschied zu einem traditionellen Eis bemerken.

Das Rezept funktioniert natürlich mit allen Früchten, wenn sie gefroren sind. Bananen vor dem Tieffrieren bitte in Scheiben schneiden, weil sonst der Mixer streikt.

# Mousse au Chocolat

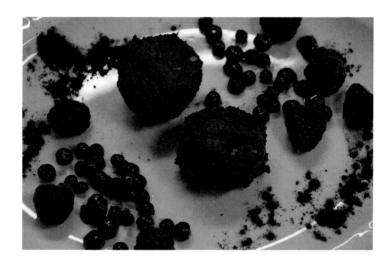

Meine Großtante Hortense servierte sie jeden Sonntag nach dem Mittagessen, wenn ich sie in Paris besuchte: Mousse au Chocolat. Alleine der Name lässt mich schon ins Schwärmen geraten – noch mehr jedoch der Umstand, dass ich die ›französische Sünde‹ so wie hier zubereitet immer noch essen darf.

Und es geht kinderleicht:

150 g Kokosöl
3 reife Avocados
100 g Kakaopulver
200 ml Sojasahne
1 TL Stevia

Das Kokosöl in einem Topf erhitzen, bis es fast schmilzt. Die Avocados entkernen und schälen, zusammen mit Kakaopulver, Sojasahne, Stevia und dem Kokosöl im Mixer zu einer cremigen Masse verrühren.

In Souffléschälchen füllen und für mindestens zwei Stunden im Kühlschrank fest werden lassen. Gekühlt und mit Früchten garniert servieren.

Großtante Hortense soll, will man den Gerüchten glauben, so manchem Mann mit ihrem Geheimrezept zuerst den Kopf und anschließend seine Kreditkarte bei Dior und / oder Lanvin verdreht haben. Als sie später dann mit fast neunzig einen neununddreißigjährigen Autoren heiratete, gab es als Nachtisch natürlich ihre berühmte Mousse und es wurde eine Feier, von der tout Paris noch tagelang sprach – ob wegen des Desserts oder des Altersunterschiedes lassen wir einmal dahingestellt sein.

Doch auch ohne Ausflug in Designer-Tempel und Jahrzehnte jüngere Männer: Diese Schokoladenschaum-Variante ist mindestens genauso lecker wie die traditionell zubereitete, Kokosöl und Avocado liefern gesunde Fette, und die Konsistenz ist von einer ›echten‹ nicht zu unterscheiden.

## Haferflocken-Kekse

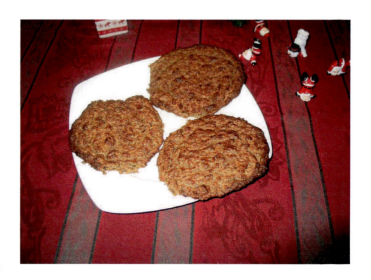

Diese wundervollen Kekse sind vor Jahren durch Zufall entstanden, als ich ein wenig Haferbrei übrig hatte und mir überlegte, wie ich die Reste noch verwenden kann – Stichwort EVG!

Nach vielen Versuchen ist dabei ein Gebäck herausgekommen, das ideal ist für unterwegs, selbst nach mehreren Tagen sind die Kekse immer noch frisch und machen ganz wundervoll satt.

Als Basis kochen Sie einen Haferbrei mit ½ Liter Hafer- oder Sojamilch, der nicht ganz fest sein sollte.

Dann geben Sie wie folgt dazu:
1 EL Kokosöl
1 TL Haferfasern
100 g gemahlene Haselnüsse

Mit Stevia und je 1 TL Zimt, Kardamom und Muskat würzen. Abkühlen lassen.

Dann unterrühren:
2 Eier
100 g fein geraspelten Kürbis

Sollte der Teig zu flüssig sein, rühren Sie noch ein paar Haferflocken unter.

Geben Sie den Teig auf ein mit Backpapier ausgelegtes Backblech in Form runder Taler und backen sie für ca. 40 Minuten bei 200 °C, bis sie goldbraun sind.

# Seidentofu-Dessert

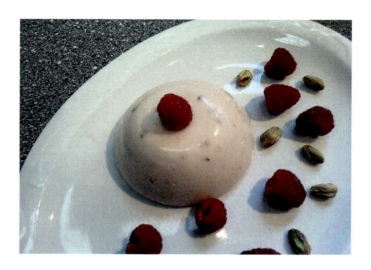

Ein Nachtisch, der auch die größten Tofu-Skeptiker wie meinen alten Freund Peter überzeugen wird. Aber man muss ja nicht im Vorfeld bereits verraten, woraus ein Dessert gemacht ist, und so verlangte er dann auch tatsächlich einen Nachschlag meiner ›*Crème bavaroise*‹, als welche ich ihm das Tofu-Dessert verkauft hatte.

Für das Grundrezept brauchen Sie:

250 g Seidentofu
6 EL Sojamilch
250 ml Sojasahne
1 EL Süßlupinenpulver mit Vanillegeschmack
½ TL Stevia
Agar-Agar für 500 ml Flüssigkeit

Die Zubereitung ist kinderleicht. Pürieren Sie den Seidentofu zusammen mit der Sojamilch, dem Vanillepulver und Stevia im Mixer, sodass eine samtig-cremige Masse entsteht – je länger, desto samtiger wird es.

Parallel schlagen Sie 250 ml Sojasahne steif.

Bereiten Sie Agar-Agar nach Gebrauchsanweisung zu, dann rühren Sie nach und nach die Tofucreme und die Sahne unter.

Und an dieser Stelle kommt der Punkt, wo Sie Ihrer Fantasie freien Lauf lassen können, um das Dessert zu verfeinern. Im Sommer bieten sich dafür Früchte wie Erdbeeren, Kirschen oder Blaubeeren an, wobei Sie eine Hälfte vorher pürieren und mit in den Mixer geben können, um der Masse eine schöne Farbe zu geben, die restlichen Früchte werden als Dekoration dazugegeben.

Wenn alle Zutaten miteinander vermischt sind, füllen Sie die Crème in Dessertschalen und lassen sie für mindestens 1 Stunde im Kühlschrank fest werden. Anschließend auf Dessertteller stürzen.

# Chia-Pudding

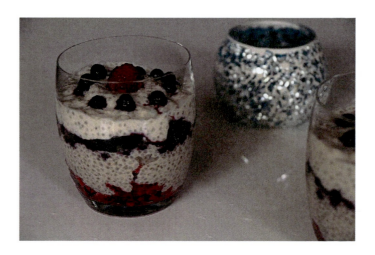

Über Chia Samen hatten wir ja bereits gesprochen, wenn man sie in Flüssigkeit quellen lässt, ergibt sich ein Glibbergel, das geradezu danach schreit, dass man aus ihm ein Dessert zaubert.

Für diesen Pudding habe ich 3 EL Chia Samen für 2 Stunden in Kokosmilch quellen lassen.

Die so entstandene Masse schichtet man nun mit Früchten nach Wahl in Dessertgläser, hier habe ich Blau- und Himbeeren genommen.
Im Sommer kann man auch wunderbar Kirschen oder Erdbeeren dafür nehmen.
Dann für 2 Stunden in den Kühlschrank stellen.

Das Dessert ist also supereinfach zuzubereiten – viel schwieriger war es meinen vierbeinigen Freund Max davon abzuhalten, es auch probieren zu wollen. Sein Blick sagt alles.

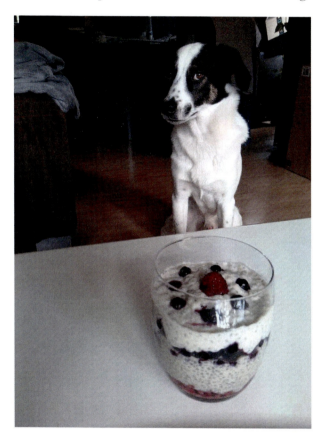

## Pflaumen-Pfannkuchen

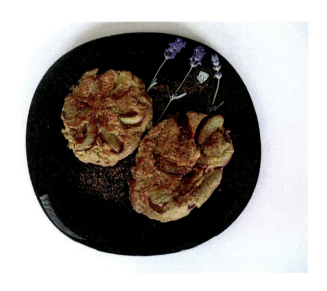

Sie schmecken lecker, sowohl warm, wenn sie frisch aus der Pfanne kommen, aber auch kalt sind sie einfach nur köstlich. Und wenn man den kleinen Trick kennt, der jeden Pfannkuchenteig locker-flockig macht, gelingen sie im Handumdrehen.

Sie benötigen:

100 g Sojamehl
1 TL Haferfasern
25 ml Sojamilch
2 Eier
10 Pflaumen, entkernt und geachtelt

Mehl, Haferfasern, Eier und Sojamilch in eine Schüssel geben und mit dem Schneebesen zu einem glatten Teig verarbeiten.

Nun kommt der Trick: Geben Sie einen Schuss Mineralwasser mit Kohlensäure dazu, direkt unterrühren.

Erdnussöl in einer Pfanne erhitzen, den Teig mit einer Suppenkelle in 4 handtellergroßen Küchlein hineingeben.
Direkt die Pflaumenspalten darauf verteilen.

Sobald die Küchlein von unten fest sind, wenden und nochmals kurz nachbacken.
Vorsicht: Die Pflaumen nicht anbrennen lassen.

Natürlich kann man auch Äpfel, Birnen oder im Sommer Kirschen nehmen.

Auf Teller geben und mit Zimt bestreuen.

# Birnen-Wedges an Zimtsauce

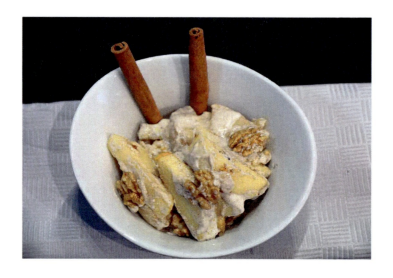

DAS perfekte Weihnachts- und Winterdessert, und schneller fertig als die Geschenke ausgepackt sind.

Zutaten:

2 Äpfel
2 Birnen
1 EL Rapsöl
1 TL Zimt
1 Vanilleschote
100 ml Sojasahne
100 g Walnüsse

Schälen Sie das Obst und schneiden es in Wedges. Mit Rapsöl und Zimt vermischen.

Wenn Sie eine Actifry haben, geben Sie alles hinein und stellen den Timer auf 10 Minuten.
Nach 5 Minuten die Walnüsse zufügen.
Die Vanilleschote aufschneiden, das Mark herauskratzen und mit der Sojasahne vermischen.

2 Minuten vor Ende der Kochzeit über das Obst gießen.

Wenn Sie keine Actifry haben, das Obst mit der Öl-Zimtmischung auf ein mit Backpapier ausgelegtes Blech legen und für 10 Minuten bei 180 °C in den Backofen. Dann die Walnüsse zufügen, weitere 5 Minuten im Backofen schmoren lassen.

Die Sojasahne mit dem Vanillemark in einen kleinen Topf geben und auf dem Herd erwärmen.

Das Obst aus dem Backofen nehmen, in Schälchen füllen und mit der Sauce übergießen.

# EPILOG

## Ende gut, alles gut

Liebe Leser, ich hoffe, Sie hatten trotz des ernsten Themas ein wenig Spaß und konnten einige Anregungen und vor allem natürlich neue Ideen für Ihren täglichen Speiseplan mitnehmen.

Dieses Büchlein habe ich mit viel Liebe und nach bestem Wissen und Gewissen zusammengestellt und hoffe, ich konnte allen Aspekten gerecht werden. Sollte ich etwas vergessen haben, kontaktieren Sie mich gerne über meine Website. Zum Abschluss möchte ich jedem raten, sich einen Facharzt zu suchen, sei es ein Endokrinologe oder ein Diabetologe. Hören Sie dabei immer auf Ihr Bauchgefühl, googeln Sie alles, was Ihnen merkwürdig vorkommt und suchen eventuell nach einem Plan B.

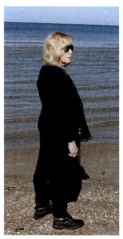

Derselbe Strand, dieselbe Frau:
Im Oktober 2016 mit 95 Kilo ...

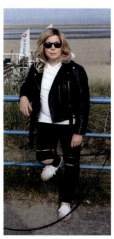

... und im Oktober 2017:
Mit 22 Kilo weniger

Für mich selbst gesprochen möchte ich sagen, dass die hier vorgestellte ›Methode‹ mir wirklich geholfen hat, wieder gesund und fit zu werden. Der letzte Test bei meinem Diabetologen hat gezeigt, dass meine Werte sich enorm verbessert haben inklusive meines Cholesterinspiegels, der vorher doch sehr zu wünschen übrigließ. Allerdings ist mir dabei bewusst, dass ich meine Ernährung von nun an immer so gestalten werde wie hier beschrieben. Was ja keine Strafe ist, denn wie Sie gesehen haben, ist alles superlecker und auch einfach zuzubereiten.

Ach ja, ehe ich es vergesse: auch das nette Kleidchen von Frau Beckham passt mir wieder – natürlich nicht in einer Size zero, sondern einer gesunden 38/40, die ich von nun auch gerne halten möchte. Wer sich 22 Kilo Gewichtsverlust vorstellen möchte, schaue sich meinen Max an.

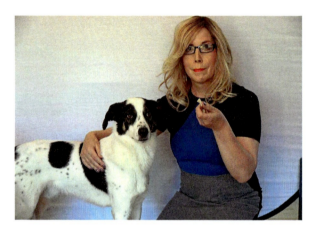

Frauchen ist glücklich – und Max auch

# NACHWORT

**Insulinresistenz und Ballaststoffe:**

**Ein Gespräch mit Professor Dr. Andreas Pfeiffer, Direktor der Abteilung Endokrinologie, Diabetes und Ernährungsmedizin an der Charité-Universitätsmedizin in Berlin und Leiter der Abteilung** Klinische Ernährung des Deutschen Instituts für Ernährungsforschung.

V. R.: Herr Professor Pfeiffer, bei den in diesem Buch vorgestellten Gerichten ist ja immer ein Anteil von 30 Prozent Vollkorn enthalten und es ist ja auch explizit keine Low Carb Diät. Daher fand ich es interessant, dass Ihre Studien sich gerade um das Thema ›Ballaststoffe aus Getreide‹ im Zusammenhang mit Insulinresistenz drehen.

A. P.: Ja, das stimmt, in mehreren Studien konnten wir nachweisen, dass eine hohe Eiweißaufnahme die Insulinwirkung übergewichtiger Menschen, zumindest vorübergehend, verschlechtert, unlösliche Ballaststoffe aus Getreide dagegen die Insulinempfindlichkeit der Studienteilnehmer verbesserten. Die Studien zeigen zudem erstmals Wirkmechanismen auf, über welche die Eiweiß- und Ballaststoffaufnahme die Insulinwirkung und damit auch das Diabetes-Risiko beeinflussen können.

V. R.: Welche Art von Ballaststoffen haben Sie denn in Ihren Studien verwendet?

A. P.: Das waren zum einen Haferfasern, über unlösliche Ballaststoffe aus Hafer wissen wir heute, dass sich die Insulinsensitivität unter ihrem Einfluss deutlich verbessert. Zwei Portionen Vollkornprodukte pro Tag senken das Diabetesrisiko bereits um 20 %. Das andere waren Ballaststoffe, die aus den Halmen von Weizen gewonnen wurden, also nicht unbedingt lecker.

V. R.: Lecker ist ein gutes Stichwort: Wenn diese Faserstoffe nicht so wirklich schmecken, wo könnte man sie dann beim Kochen verwenden?

A. P.: Die verbesserte Insulinsensitivität war in einer Studie unter jungen, gesunden Frauen gut sichtbar, nachdem sie eine Portion Brot, angereichert mit 30 g Hafer- oder Weizenballaststoffen gegessen hatten. In der Praxis heißt das, man könnte diese Ballaststoffe zum Beispiel in Brotteig dazugeben oder in einen Smoothie.

V. R.: Super-Idee, vielen Dank für das Gespräch.

Die Studienergebnisse von Herrn Professor Pfeiffer sind abrufbar unter:

https://www.ncbi.nlm.nih.gov/pubmed/21633074

**Quellennachweise**

1 Original-Artikel: Stress-responsive FKBP51 regulates AKT2-AS160 signaling and metabolic function, erschienen 2017 in Nature Communications.

http://www.psych.mpg.de/2330561/pm1607-diabetes-schmidt

2 Originalartikel erschienen auf der Website des Cedars-Sinai Medical Centers: Examining the Effects of Sleep Deprivation in Weight.

https://www.cedars-sinai.edu/Research/Departments-and-Institutes/Diabetes-and-Obesity-Research-Institute/Studies/Examining-the-Effects-of-Sleep-Deprivation-on-Weight.aspx

3
http://www.spektrum.de/news/genuegend-schlaf-senkt-das-diabetes-risiko/1394881

4

https://www.rki.de/DE/Content/Gesundheitsmonitoring/Themen/Chronische_Erkrankungen/Diabetes/Diabetes_node.html

5
https://www.niddk.nih.gov/health-information/diabetes/overview/what-is-diabetes/prediabetes-insulin-resistance

6 https://endokrinologie.charite.de

http://www.dife.de/forschung/abteilungen/kurzprofil.php?abt=KLE

7 https://www.foodwatch.org/de/informieren/zucker-fett-co/mehr-zum-thema/isoglukose-was-verbraucher-wissen-muessen/

8 https://www.milchlos.de/milos_0722.htm

9 https://www.milchlos.de/milos_0722.htm

10 https://academic.oup.com/ajcn/article/76/1/274S/4824162

11

https://www.ncbi.nlm.nih.gov/pmc/articles/PMC1785201/

https://www.ncbi.nlm.nih.gov/pubmed/16015276

12

https://www.thieme-connect.de/products/ejournals/html/10.1055/s-0033-1360025

13

https://deutsche-wirtschafts-nachrichten.de/2014/06/23/regelmaessiger-konsum-von-pistazien-schuetzt-vor-diabetes/

14 https://de.wikipedia.org/wiki/Nurses'_Health_Study

15

https://www.ncbi.nlm.nih.gov/pmc/articles/PMC2696988/

16

https://www.sciencedaily.com/releases/2007/07/070708193019.htm

17

https://www.vitalstoffmedizin.ch/index.php/de/wirkstoffe/maulbeer

Aktuell zum Thema IR / Diabetes in Deutschland durchgeführte Studien:

https://www.clinicaltrials.gov/ct2/results?cond=insulin+resistance&term=&cntry1=EU%3ADE&state1=&recrs=ab

Aktuell zum Thema IR / Diabetes in Amerika durchgeführte Studien:

https://www.clinicaltrials.gov/ct2/results?cond=Insulin+Resistance%2C+Diabetes&term=&cntry1=NA%3AUS&state1=&recrs=

Die Autorin

Valeska Réon, Jahrgang 1962, wuchs bei ihrer Tante Christa in Düsseldorf auf. Nach dem Abitur absolvierte sie eine Ausbildung zur Friseurin und hing dann eine Weiterbildung zur Visagistin mit dem Schwerpunkt Epithetik an. Sie hat einige Jahre als Model gearbeitet, um danach eine Privatdetektei zu gründen, die sie aber 2015 zugunsten ihres Lektorates aufgegeben hat. Ihr Roman ›Blumen für ein Chamäleon‹ wird 2019 unter dem Titel ›Valeska‹ durch den Filmemacher Jakob M. Erwa in einer deutsch-französischen Co-Produktion fürs Kino adaptiert.

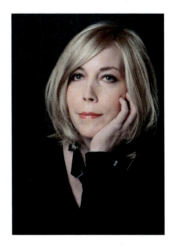

Sie lebt mit ihren Hunden Max und Brandy in Dortmund.

Publikationen:

›Blumen für ein Chamäleon‹ (Männerschwarm Verlag, ISBN 9783548356976)

›Das falsche Spiegelbild‹ (Südwestbuch, ISBN 9783828918047)

›Undercover Dogs‹ (Verlagsbuchhandlung am Augarten, Wien, ISBN 9783548357621)

›Haarscharf mit Außenwelle‹ (Waldhardt-Verlag, ISBN 9783828918047)

›Töte mich - Der dunkle Dreiklang‹ (Südwestbuch, ISBN 9783548357621)

›Vererbte Lügen‹ (Verlag Wortreich, Wien, ISBN 9783903091450)

Publikationen unter dem Autorennamen Ela M.:

›Das kleine Grüne: 1 x 1 für Traumfrauen‹ (Ullstein, ISBN 9783548356976)

›Das kleine Grüne: 1 x 1 für Klassefrauen‹ (Weltbild, ISBN 9783828918047)

›Für immer schön‹ (Ullstein, ISBN 9783548358536).

›Nie mehr wieder – oder doch?‹ (Ullstein, ISBN 9783548357621)

Veröffentlichung dieses Titels im Ausland:

›Nikdy viac – alebo žeby predsa?‹ (ikar Verlag, Bratislava, ISBN 80-7118-559-0)

Wir freuen uns auf Ihren Besuch!

www.telegonos.de

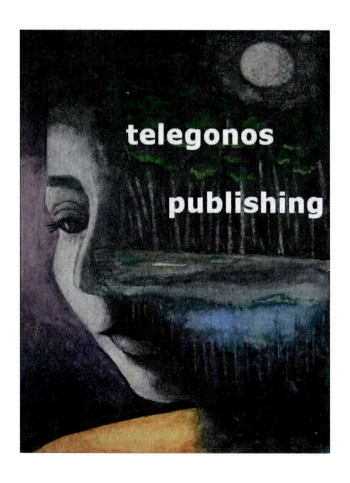